Christian Tielmann,

geboren 1971 in Wuppertal, ist Germanist und Optimist. Er lebt in Köln und schreibt seit 1999 Kinderbücher.

Jan Lieffering,

geboren 1962 in Den Haag, lebt heute in Eindhoven im Süden der Niederlande. Bevor er sein Hobby, Zeichnen, zu seinem Beruf gemacht hat, war er 16 Jahre lang Grundschullehrer. Seither arbeitet er als freier Illustrator für verschiedene Verlage in den Niederlanden, Belgien und Deutschland. Sein Motto lautet: Alles was weiß ist, muss bunt werden!

Christian Tielmann (Text)
Jan Lieffering (Bilder)
Wir bekommen ein Baby!

Bibliografische Information der Deutschen Bibliothek
Die Deutsche Bibliothek verzeichnet diese Publikation in der Deutschen Nationalbibliografie; detaillierte bibliografische Daten sind im Internet über http://dnb.ddb.de abrufbar

Umschlaggestaltung: Heike Ossenkop pinxit, Basel
unter Verwendung einer Illustration von Jan Lieffering
Fachliche Beratung: Dr. Hinrich Habeck, Tanja Löhr-Michels
Druck und Bindung: Theiss AG, A-St. Stefan im Lavanttal
ISBN 3-491-42038-5
www.patmos.de

Christian Tielmann · Jan Lieffering

Wir bekommen ein Baby!

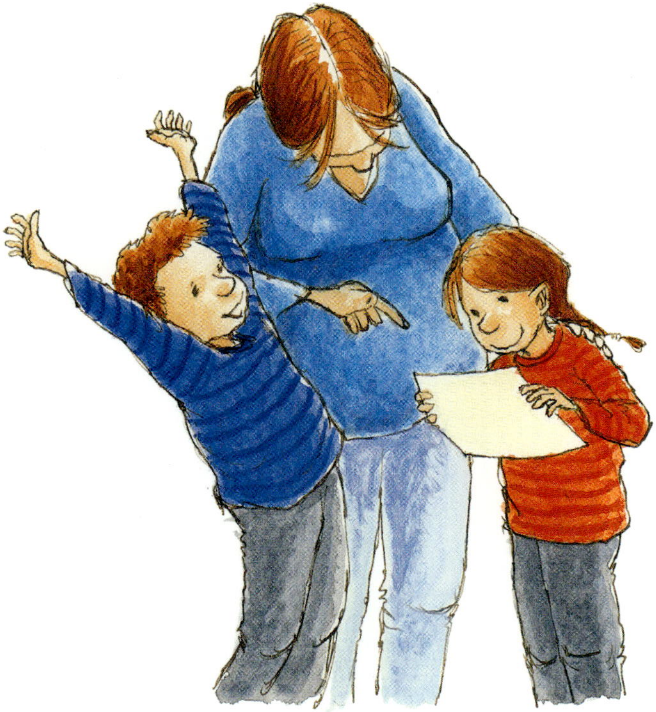

Patmos

Mama kriegt ein Baby

Die Zwillinge Hanna und Hannes sind die einzigen Kinder ihrer Eltern. Aber nicht mehr lange.
»Wir bekommen ein Baby«, sagt ihr Vater.
»Genau genommen bekomme ich das Baby«, sagt die Mutter.
»Wer kriegt es denn nun?«, fragt Hanna.
»Mama bekommt das Baby«, sagt ihr Vater. »Es wächst in ihrem Bauch.«
»Und wieso sagst du dann, dass ihr beide das Baby bekommt?«, fragt Hannes.
»Na ja, erstens leben wir ja alle zusammen mit dem Baby, wenn es aus Mamas Bauch rauskommt und zweitens habe ich ja auch mitgeholfen, dass es da drin wachsen kann.«
»Das kapier ich nicht«, sagt Hannes.
Und auch Hanna fragt: »Wie habt ihr das gemacht?«

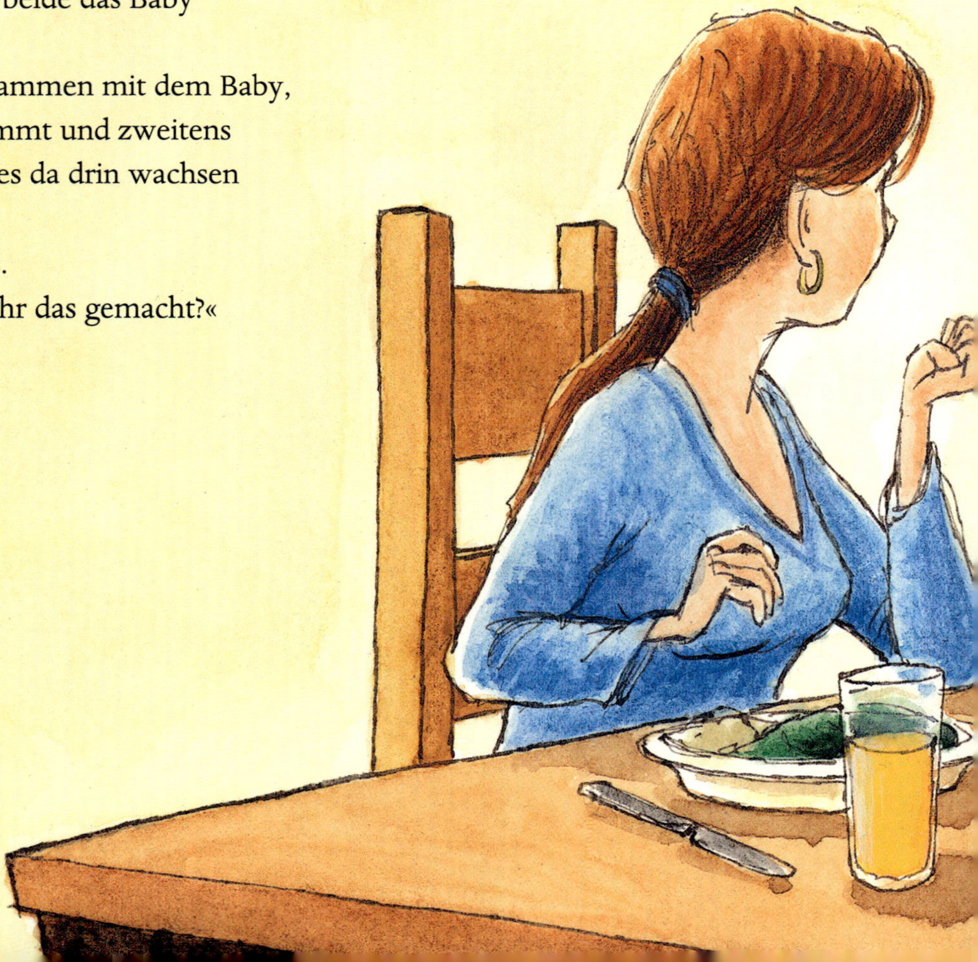

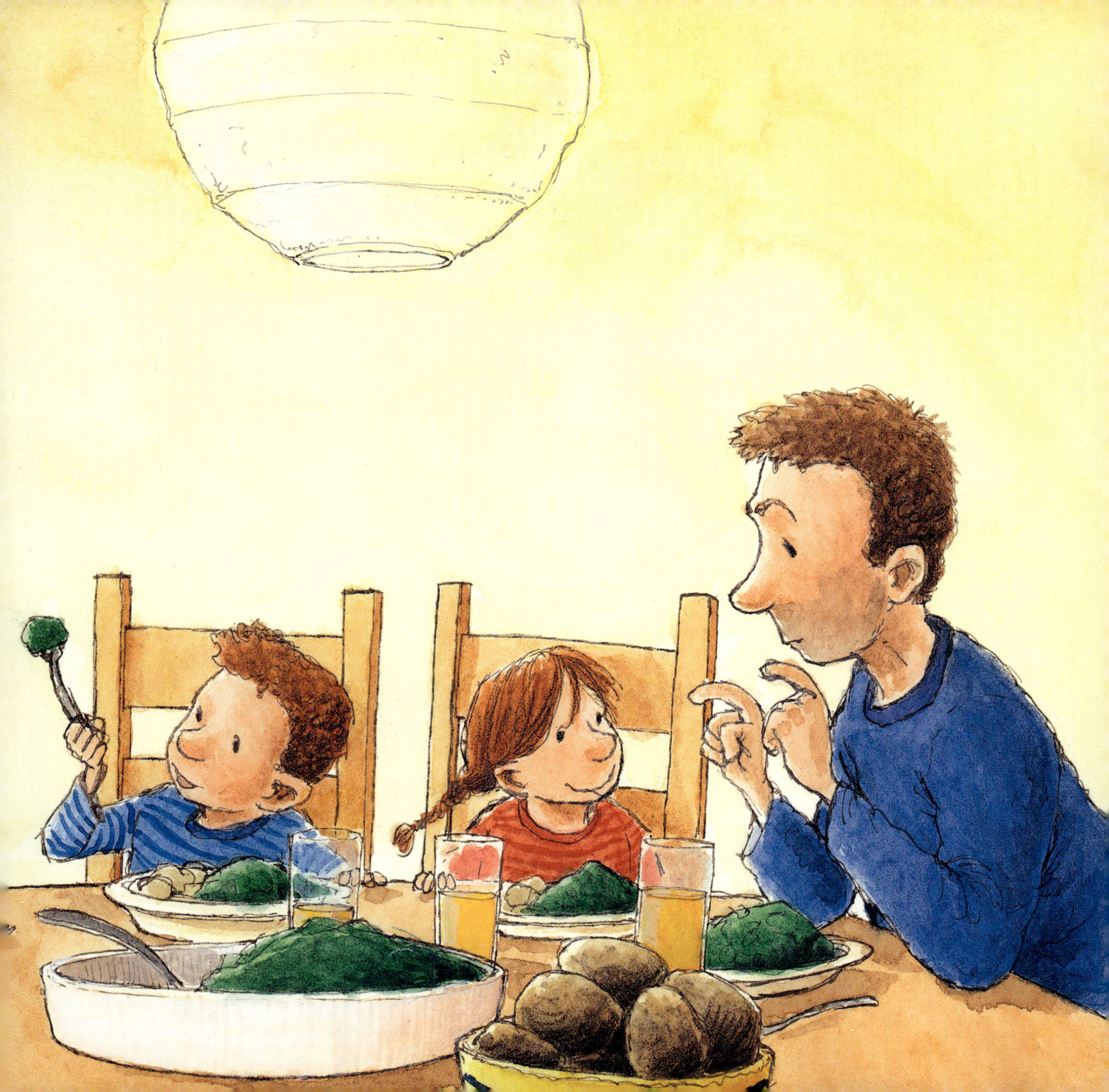

Männer

Zum Kinderkriegen braucht man immer zwei: Eine Frau und einen Mann. Anders geht es nicht, denn manche Körperteile sind bei Frauen und Männern verschieden: Männer und Frauen haben verschiedene Geschlechtsorgane. Um zu erklären, wie ein Baby entsteht, muss man sich Männer und Frauen deshalb mal genauer angucken – und zwar nackt, damit man alles sehen kann.

Männer haben Bartwuchs.

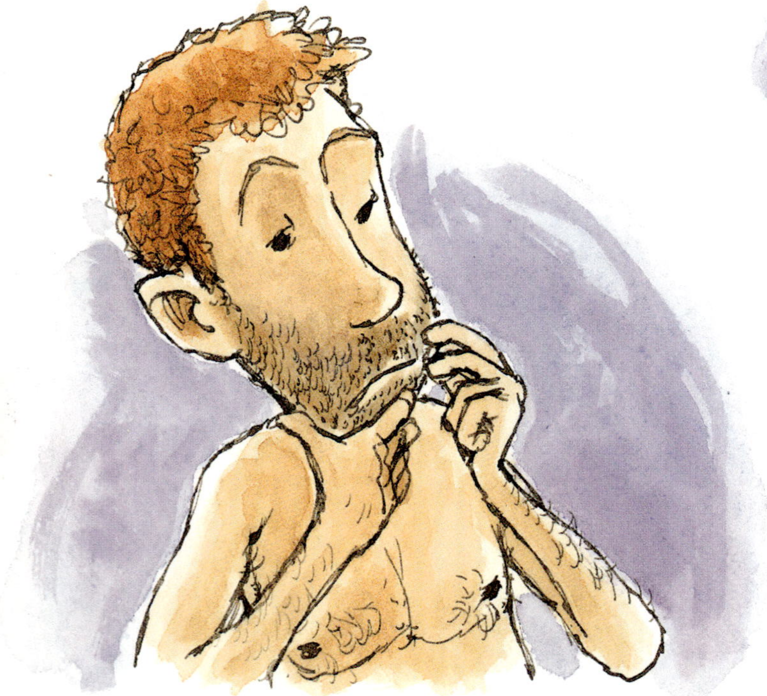

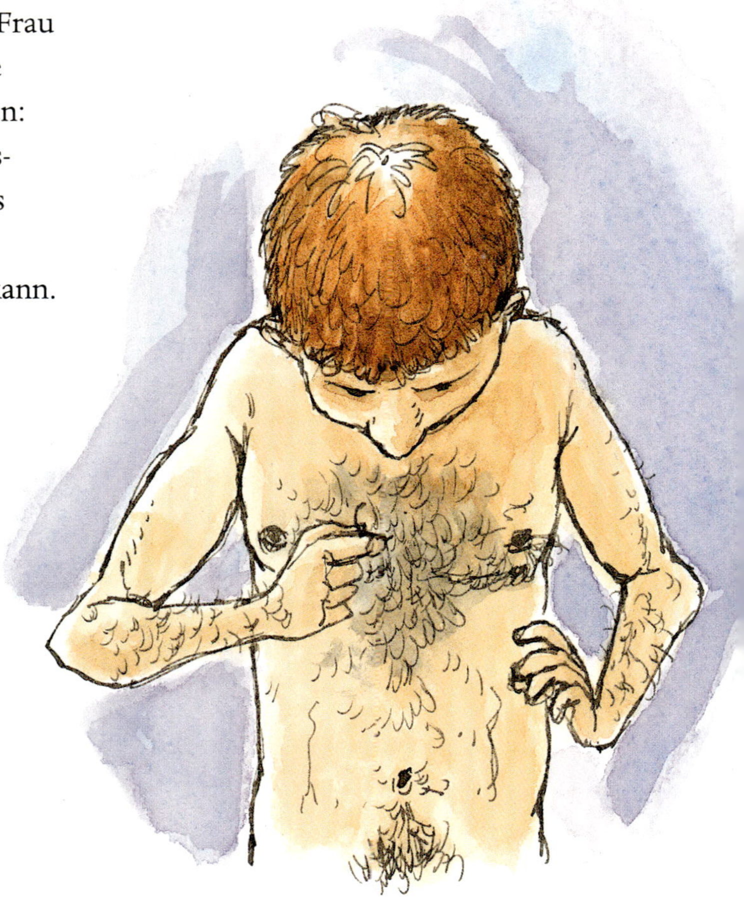

Männer haben eine flache Brust, die mit Haaren bewachsen ist.

Männer haben ein Glied (manche Leute sagen auch Penis dazu). Durch das Glied können Männer auch pinkeln. Aber das Pinkeln hat nichts mit dem Kinderkriegen zu tun.

Hinter dem Glied hängt der Hodensack, in dem zwei Hoden liegen.

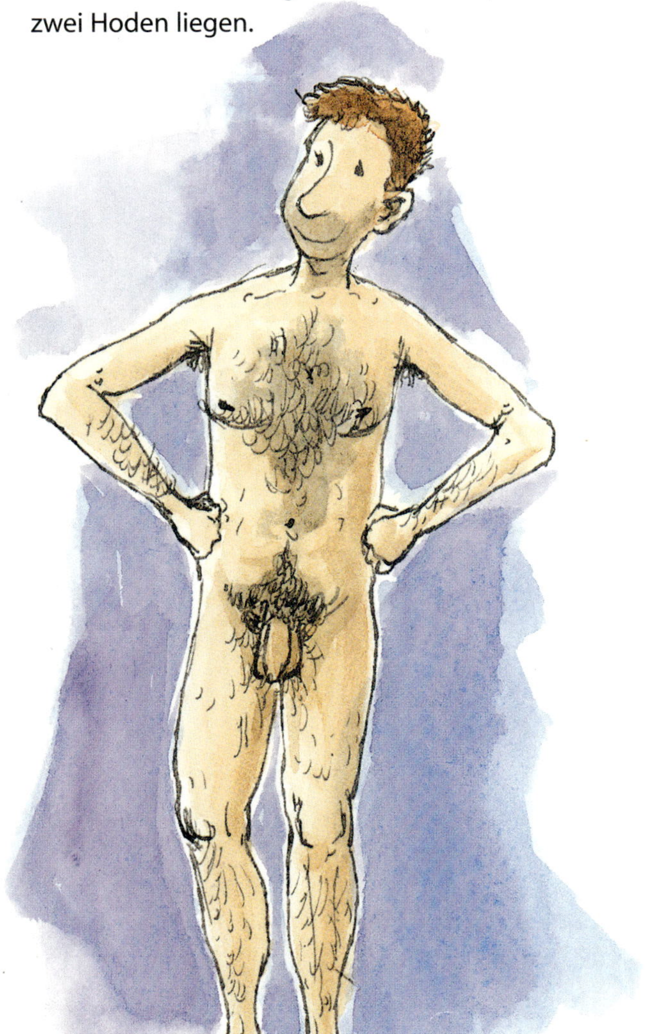

Was haben Hoden und Glied mit dem Kinderkriegen zu tun? Schau unter die Klappe!

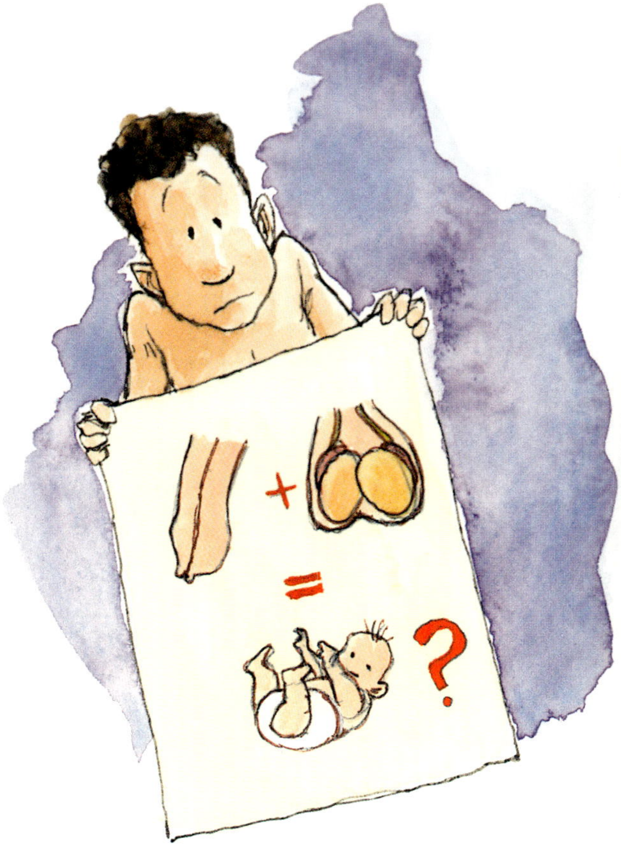

Frauen

Zum Kinderkriegen braucht man nicht nur die Samenzellen vom Mann, sondern auch eine Eizelle. Nur Frauen haben Eizellen. Und diese Eizellen sind ziemlich gut versteckt.

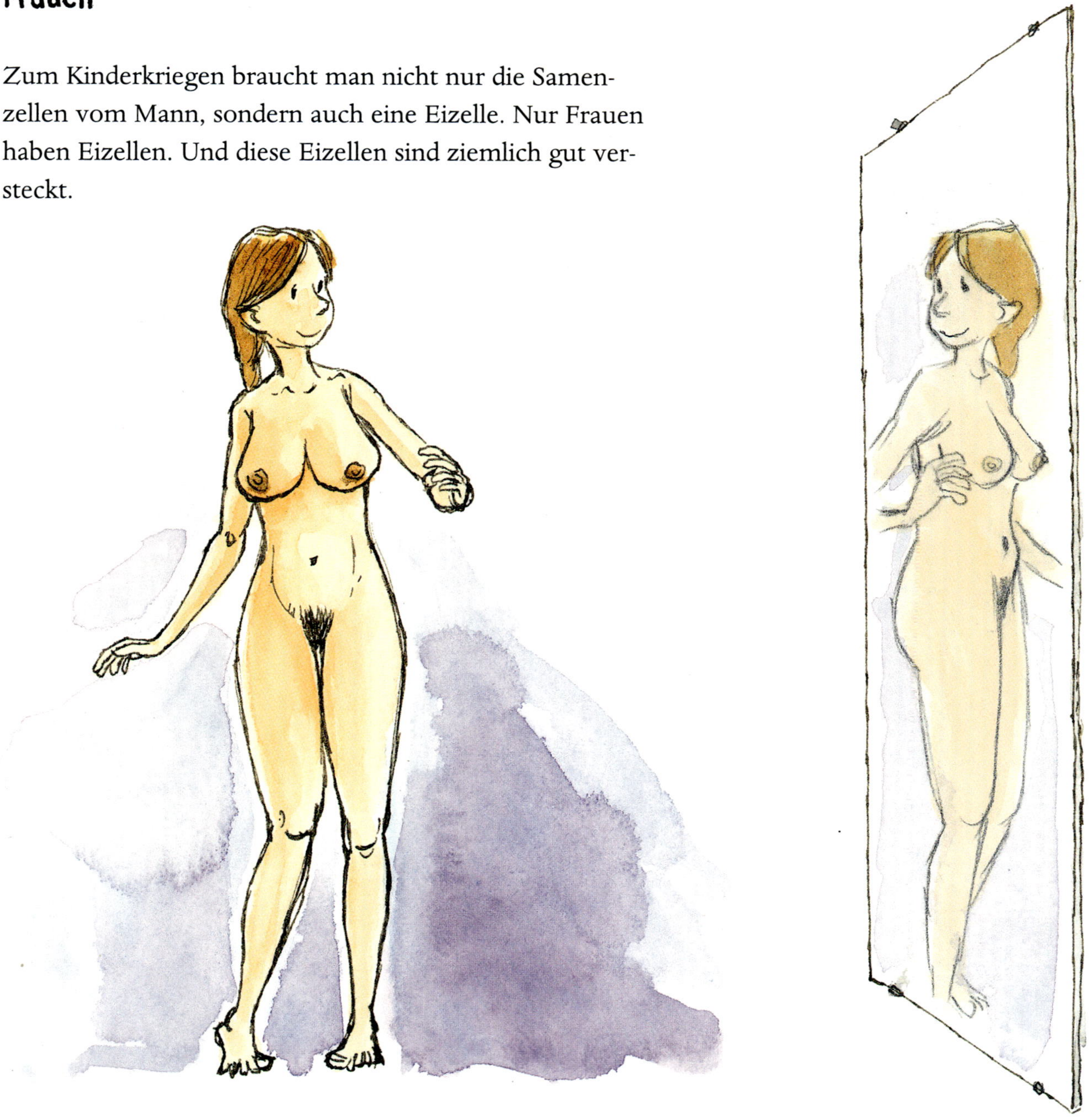

Die Mutter hat jetzt Wehen. »Wehen« nennt man das Zusammenziehen der Gebärmutter. Durch die Wehen wird das Baby Stück für Stück durch die Scheide aus dem Bauch geschoben. Dieser Vorgang dauert ein paar Stunden und ist für die Mutter sehr anstrengend und schmerzhaft. Eine Hebamme hilft der Mutter bei der Geburt: Sie sagt ihr, wann sie zusätzlich zu den Wehen mit dem Bauch drücken soll, gibt ihr Tipps und kontrolliert die Herztöne des Babys.

Bei den meisten Geburten kommt das Baby mit dem Kopf zuerst aus der Scheide der Mutter. Dann dreht sich das Kind, sodass die Schultern durch die Scheide passen und dann kommt der restliche Körper fast von allein raus.

Der Vater darf die Nabelschnur durchschneiden. Das Baby wird der Mutter auf den Bauch gelegt. Die Mutter ist ziemlich erschöpft, aber froh: »Hallo, kleine Olga!«, murmelt sie.

Wiege, Rassel, Baby-Schlafsack und Wickelkommode gehören ins Babyzimmer. Rucksack, Stifte und Fußball aber nicht.

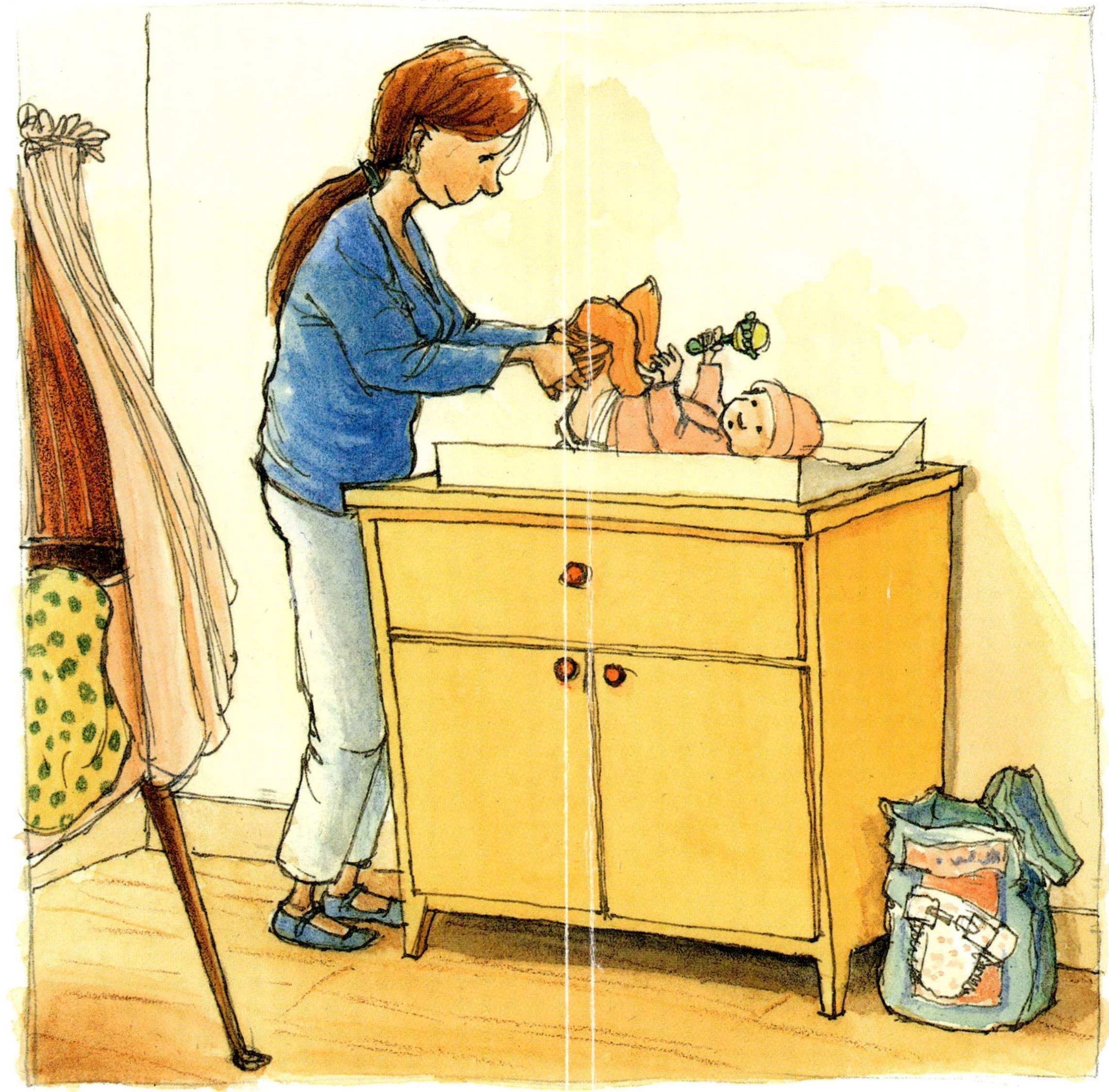

Hanna und Hannes haben schon längst gefrühstückt, als Olga endlich auf die Welt kommt. Und sie haben mit den Babysachen gespielt. Leider ist es etwas unordentlich geworden.

Was gehört ins Babyzimmer?

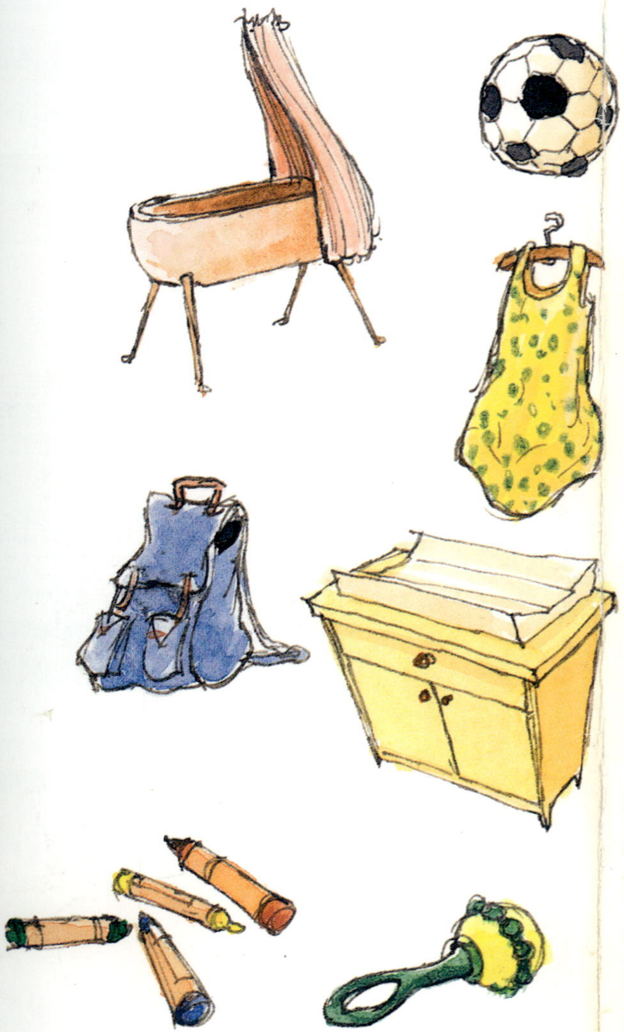

Die neue Schwester ist da!

Schon am nächsten Tag besuchen Hanna und Hannes ihre nigel-nagel neue Schwester und ihre Mutter im Krankenhaus.
Olga ist winzig: Sie wiegt nur 3 Kilo (etwa so viel wie drei Tüten Milch oder Saft) und ist gerade mal 50 Zentimeter groß (so lang wie dieses Buch von einer Seite zur anderen, wenn man die Klappe ausklappt). Sie hat ein paar dunkle Haare auf dem Kopf, aber noch keinen einzigen Zahn.
»Die ersten Zähne bekommt sie erst in sieben Monaten«, sagt Papa.
»Das ist auch besser so«, sagt die Mutter. »Sonst würde sie mich beim Stillen beißen!«

»Stillen« nennt man es, wenn das Baby an der Brust der Mutter trinkt. Denn nach der Geburt kommt aus den Brüsten der Mutter Milch. Die Muttermilch ist die beste Nahrung, die es für ein neugeborenes Kind gibt.

»Darf ich mal probieren?«, fragt Hanna. Ihre Mutter presst ein paar Tropfen Milch aus der Brust auf ihren Zeigefinger und lässt Hanna ablecken.
»Schmeckt süß«, sagt Hanna. »Aber ein ordentlicher Kakao ist mir lieber.«

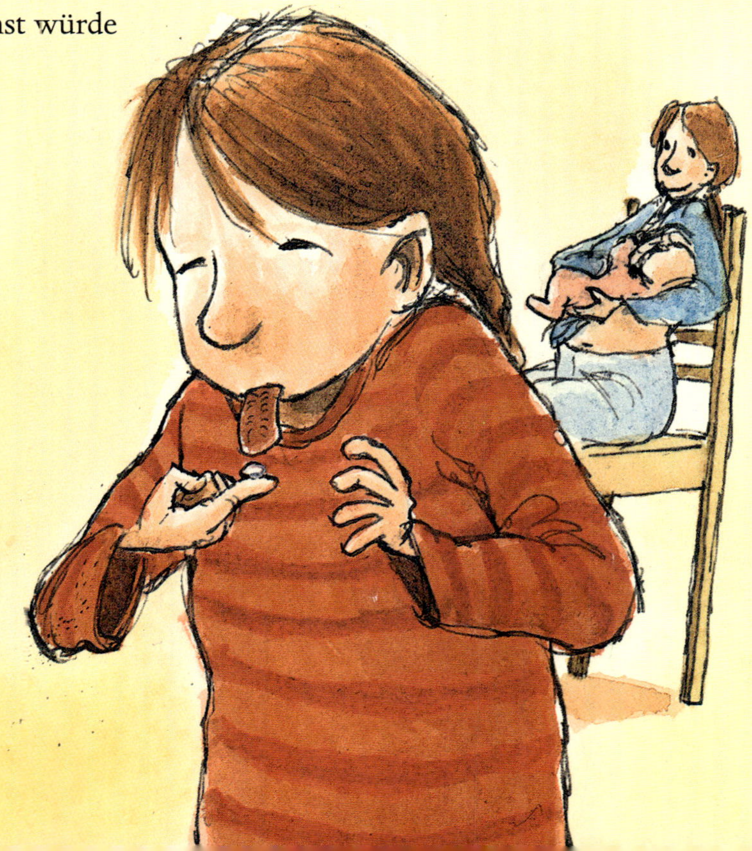

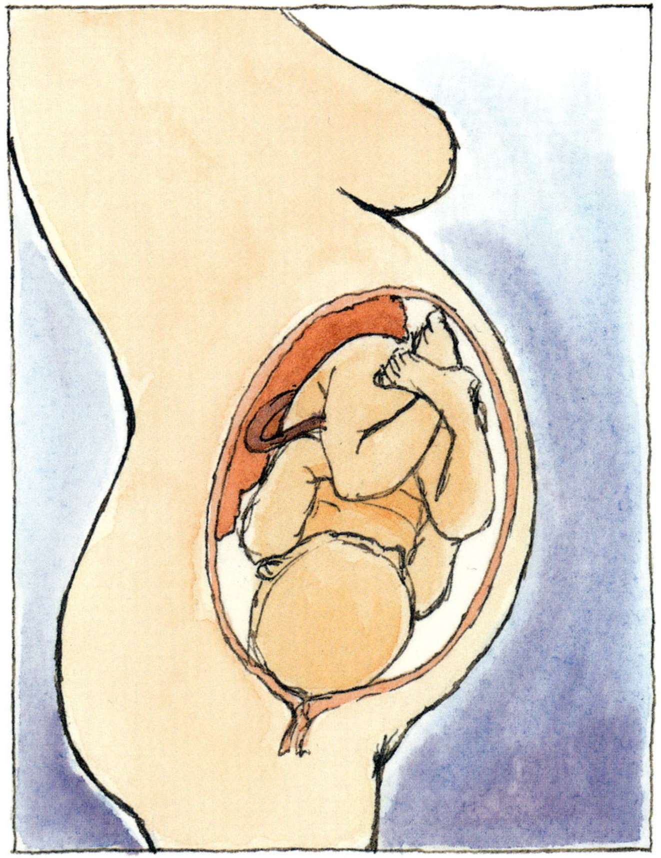

Ein paar Wochen vor der Geburt rutscht das Baby mit dem Kopf nach unten. Es hat ein paar Haare auf dem Kopf und kann schon am Daumen lutschen. Manche Babys spielen auch mit der Nabelschnur. Und wenn es gleichmäßig in Mamas Bauch rumpelt, dann hat das Baby einen Schluckauf.

Es ist kein Wunder, dass die Mutter beim Treppensteigen schnauft: Schließlich schleppt sie insgesamt immer elf bis dreizehn Kilo zusätzliches Gewicht mit sich herum – so viel wie ein großer Sack Kartoffeln.

Davon macht das Gewicht des Babys aber nur etwa drei Kilo aus. Das restliche Gewicht kommt von der Gebärmutter, dem Mutterkuchen, dem Fruchtwasser, von zusätzlichem Blut und von Fettreserven, die die Mutter während der Schwangerschaft braucht.

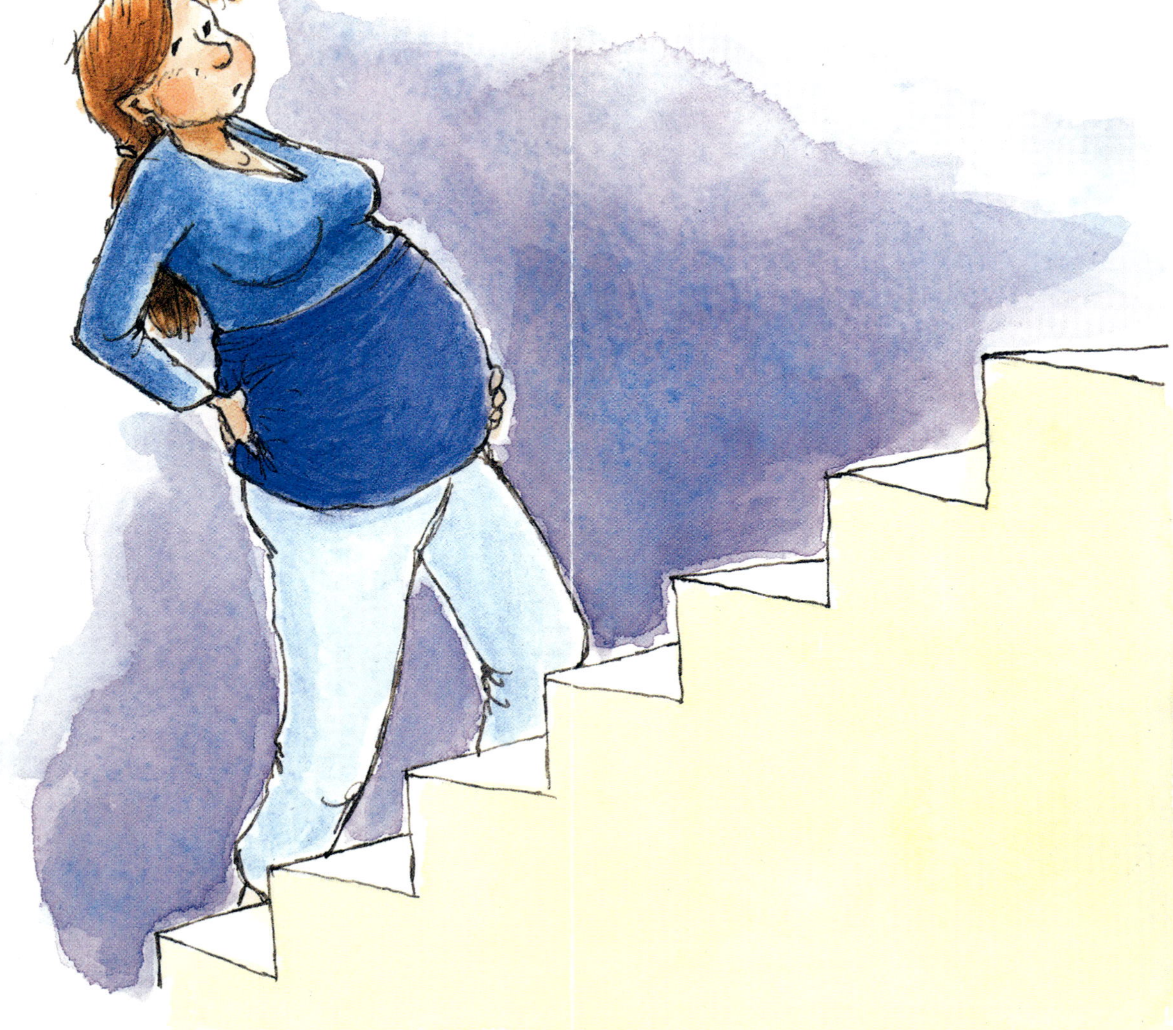

Die Mutter ist nicht mehr so fit wie früher. Sie kommt jetzt ganz schön außer Atem, wenn sie die Treppen rauf in die Wohnung steigt.

Warum?

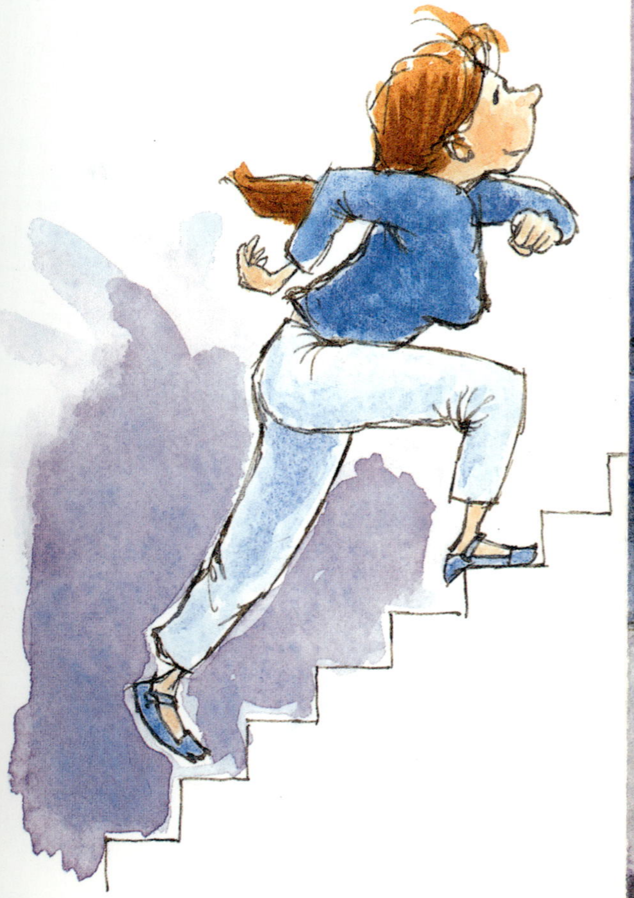

Die Geburt

Mitten in der Nacht weckt Papa Hanna und Hannes. »Es geht los, ich fahre mit Mama ins Krankenhaus. Oma und Opa sind eben gekommen, damit ihr nicht allein seid.«

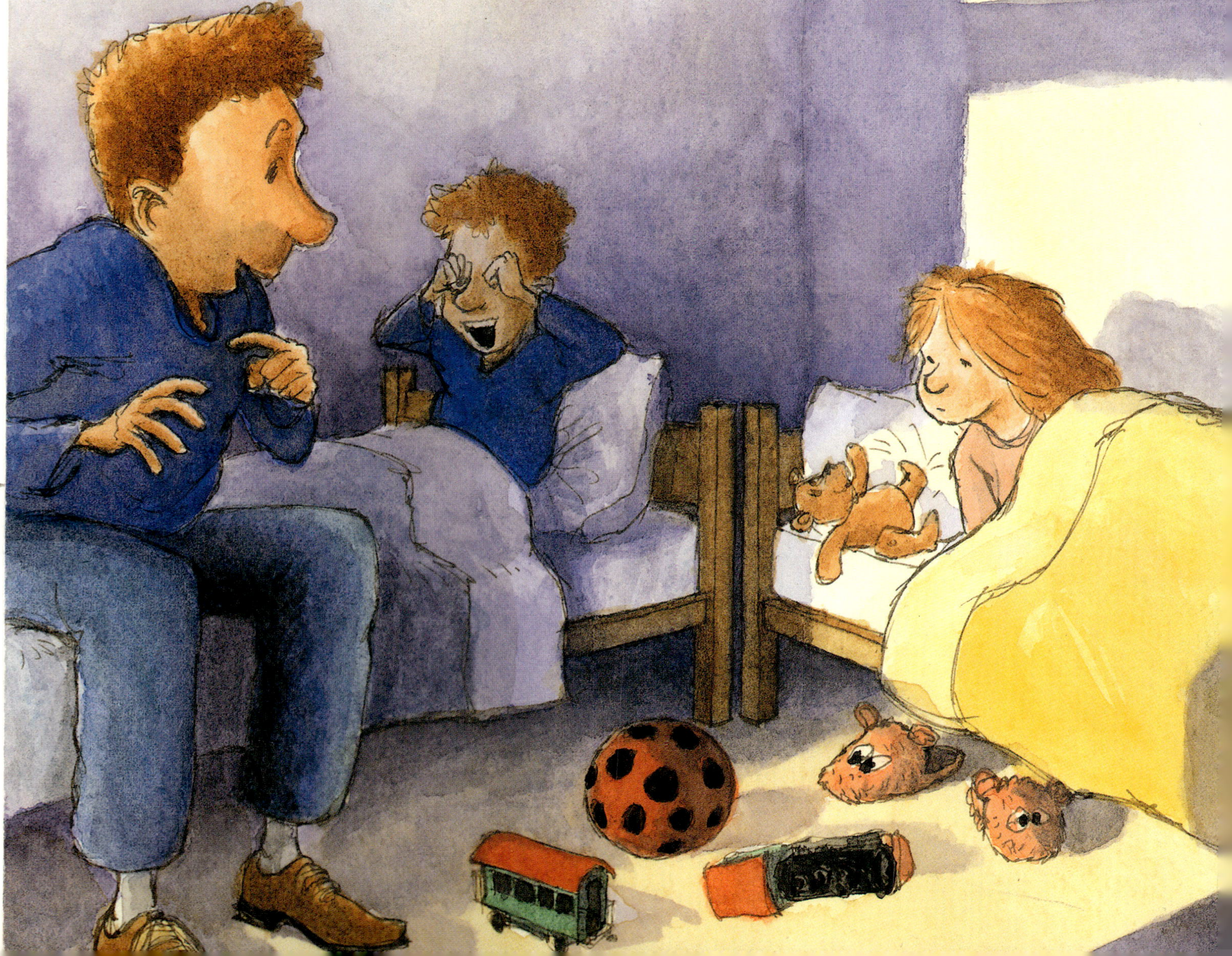

Das Baby schwimmt nun in einer Flüssigkeit (Fachleute sagen dazu »Fruchtwasser«), die es auch trinken kann.

Der Mutterkuchen, der an der Gebärmutterwand gewachsen ist, versorgt das Baby mit Nährstoffen und nimmt auch die Abfallstoffe auf, die das Baby nicht mehr braucht.

Vom Mutterkuchen beißt das Baby aber nichts ab: Die Nabelschnur führt die Nährstoffe vom Mutterkuchen zum Kind. Und auch die Abfallstoffe werden durch die Nabelschnur zurück zum Mutterkuchen gebracht. Die Nabelschnur ist genau an der Stelle mit dem Baby verwachsen, an der später mal der Bauchnabel sein wird.

Mit einem Ultraschallgerät kann die Ärztin an einem Bildschirm sehen, ob es dem Baby im Bauch gut geht. Und sie kann sogar ein Bild für Hanna und Hannes ausdrucken.

»Sieht eher aus wie ein Käfer«, findet Hanna.
Und auch für Hannes ist es nicht leicht, auf dem Ultraschallbild ein Baby zu erkennen.

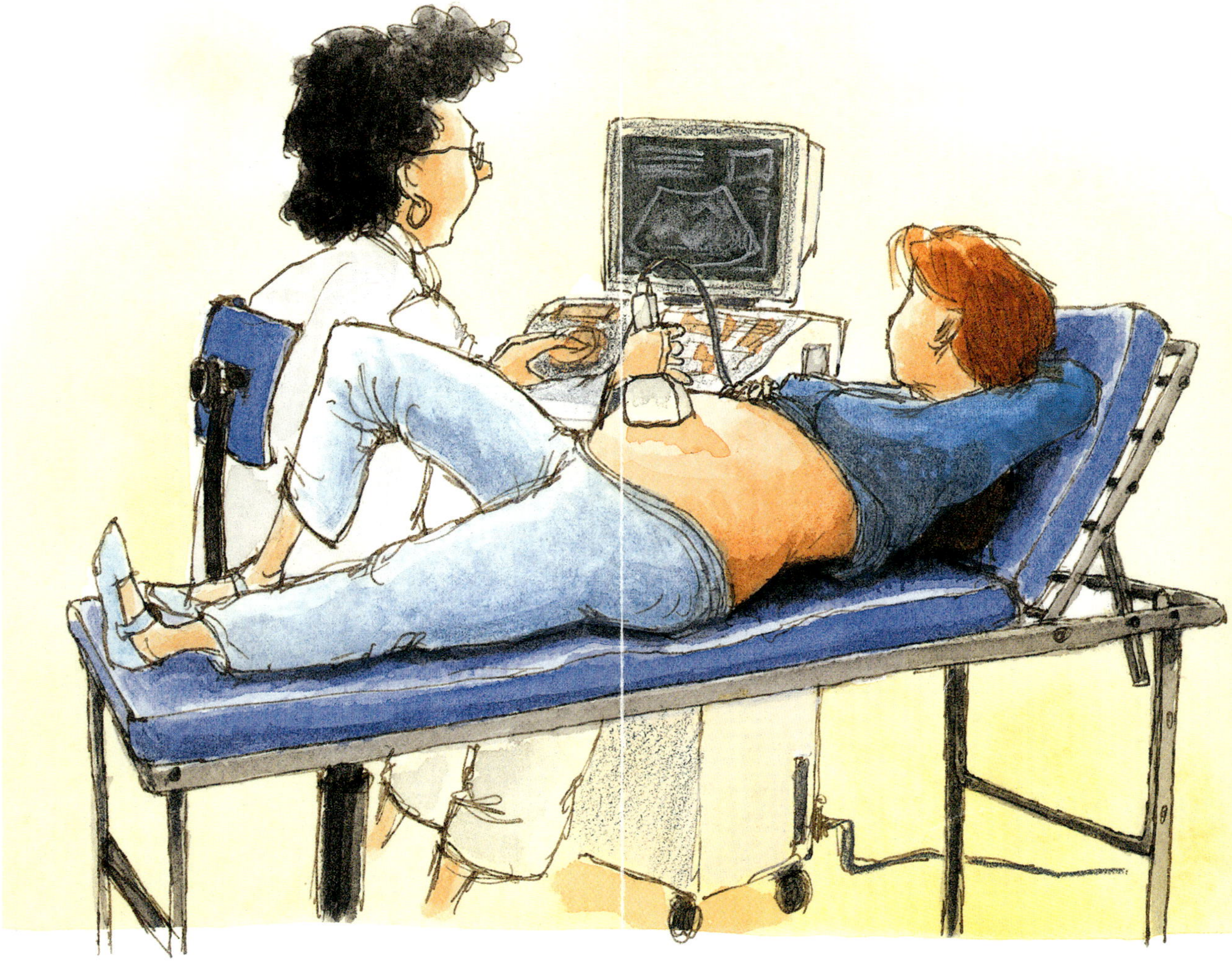

»Wenn ich von meiner Ärztin zurückkomme, zeige ich euch ein Foto vom Baby«, sagt die Mutter zu Hanna und Hannes.

Ein Foto vom ungeborenen Baby – wie geht das denn?

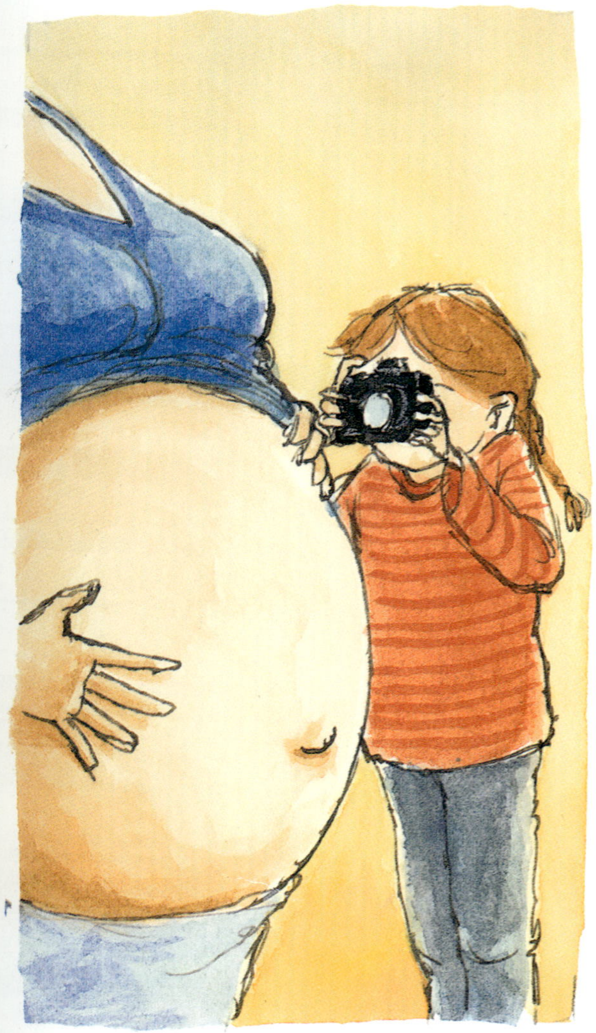

Nicht platzen, Mama!

»Autsch!«
»Ich hab doch gar nichts gemacht!«, protestiert Hanna. Sie hat ihre Mutter wirklich nicht berührt.
»Das warst nicht du. Das Baby hat mich getreten«, sagt ihre Mutter.
Jetzt ist sie im neunten Monat und wirklich kugelig, finden Hanna und Hannes. Und wenn das Baby sich bewegt, dann können sie das auf dem Bauch ihrer Mutter deutlich spüren.

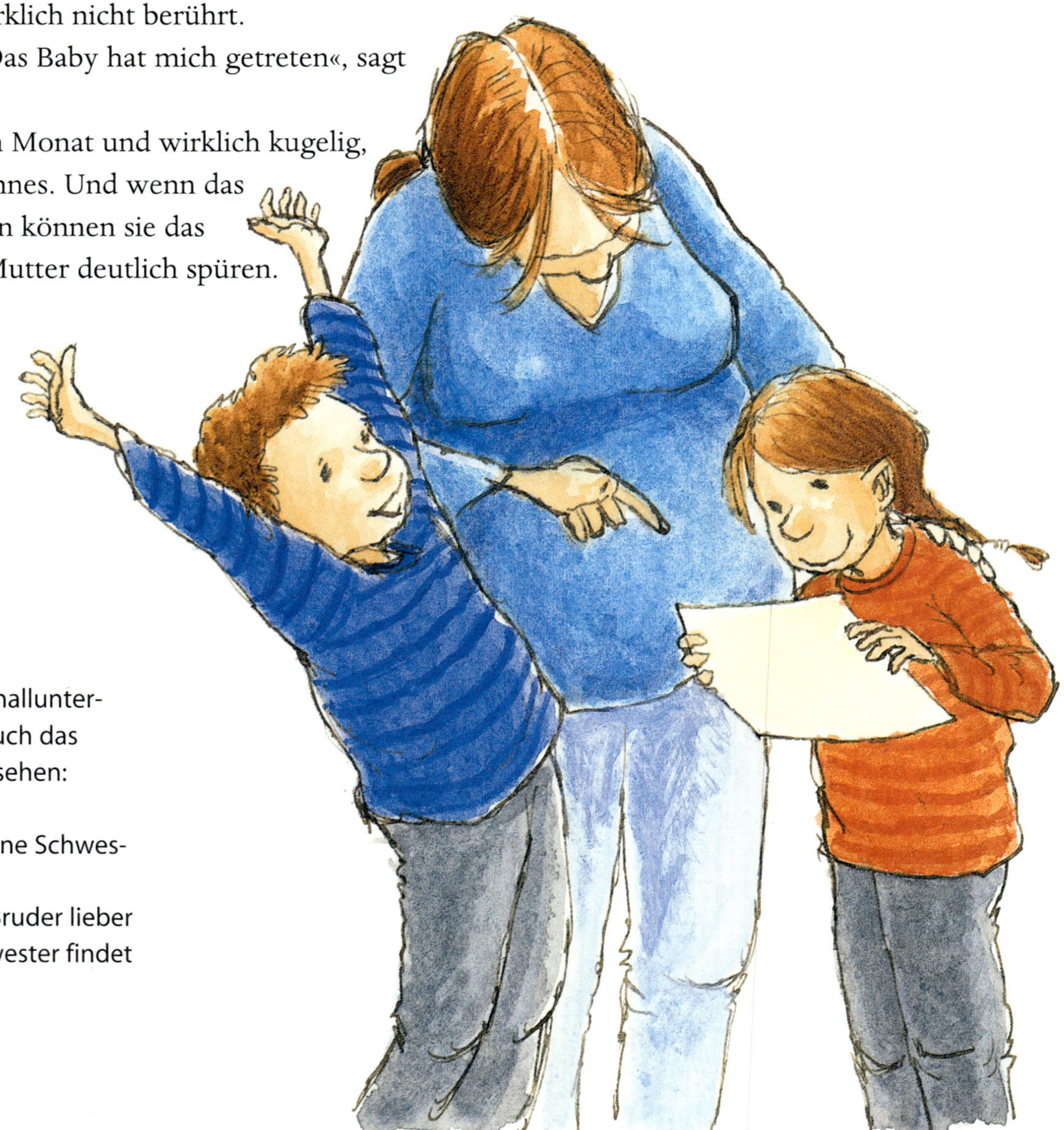

Bei einer zweiten Ultraschalluntersuchung hat die Ärztin auch das Geschlecht des Babys gesehen:
Es hat eine Scheide.
»Hurra, wir bekommen eine Schwester!«, ruft Hannes.
Hanna wäre ein zweiter Bruder lieber gewesen. Aber eine Schwester findet sie auch o.k.

Nach vier bis sechs Tagen ist der Zellhaufen in der Gebärmutter angekommen, heftet sich dort an die Wand und verwächst mit ihr. Diesen Vorgang nennen Fachleute »Einnistung«.

Sechs Wochen nach der Befruchtung kann man den Kopf und die Anlagen für Arme und Beine des Babys erkennen, außerdem wachsen in dieser Zeit die Anfänge von Gehirn, Wirbelsäule, Kopf, Mund und Kiefer. Auch die ersten Blutgefäße entstehen und das Herz.

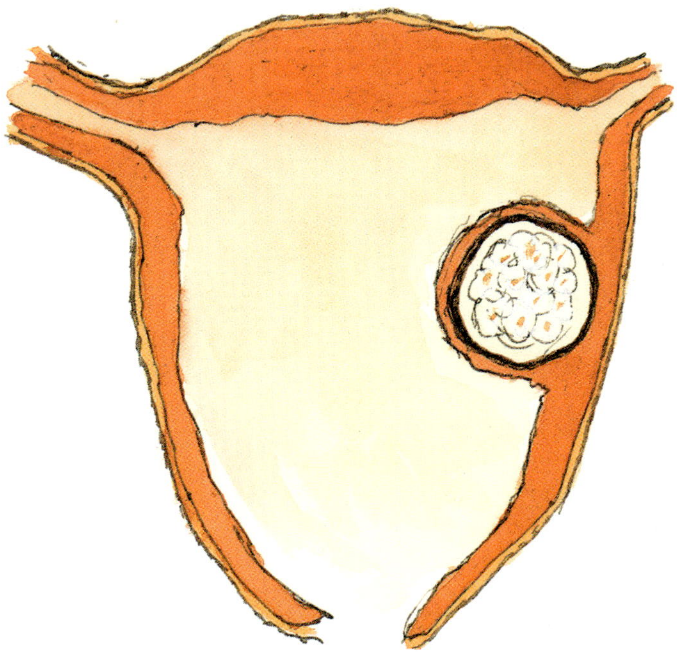

Etwa am Ende der sechsten Woche beginnt das kleine Herz des winzigen Kindchens in der Gebärmutter zu schlagen. Diese Herztöne kann eine Ärztin mit einem Gerät sehen. Und das, obwohl das Baby gerade mal 6 Millimeter groß ist – so klein wie ein Apfelkern!

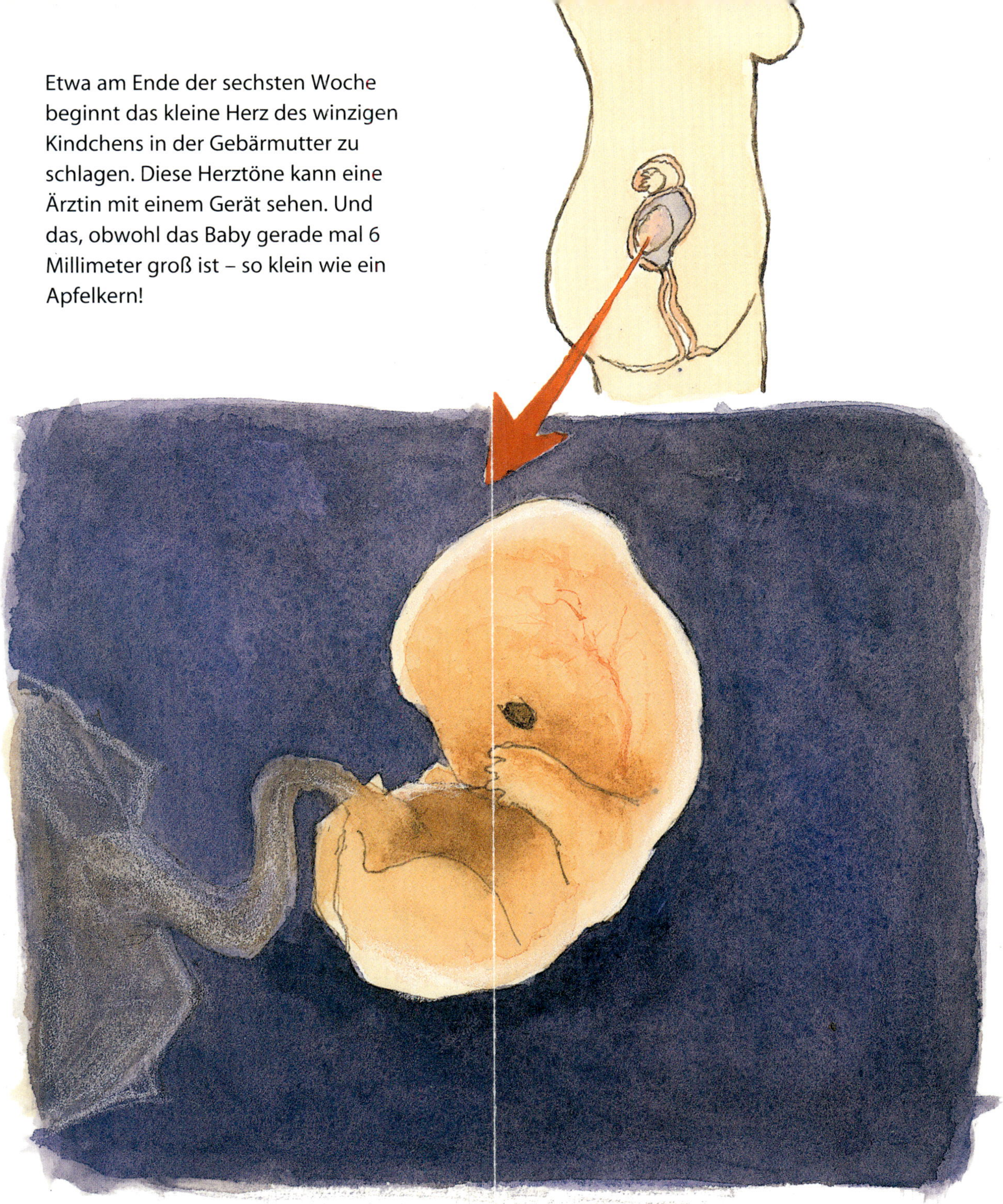

»Jetzt ist Mama schon seit sechs Wochen schwanger und immer noch nicht kugelrund«, sagt Hannes.

»Woher wollt ihr wissen, dass das Baby wirklich im Bauch ist?«

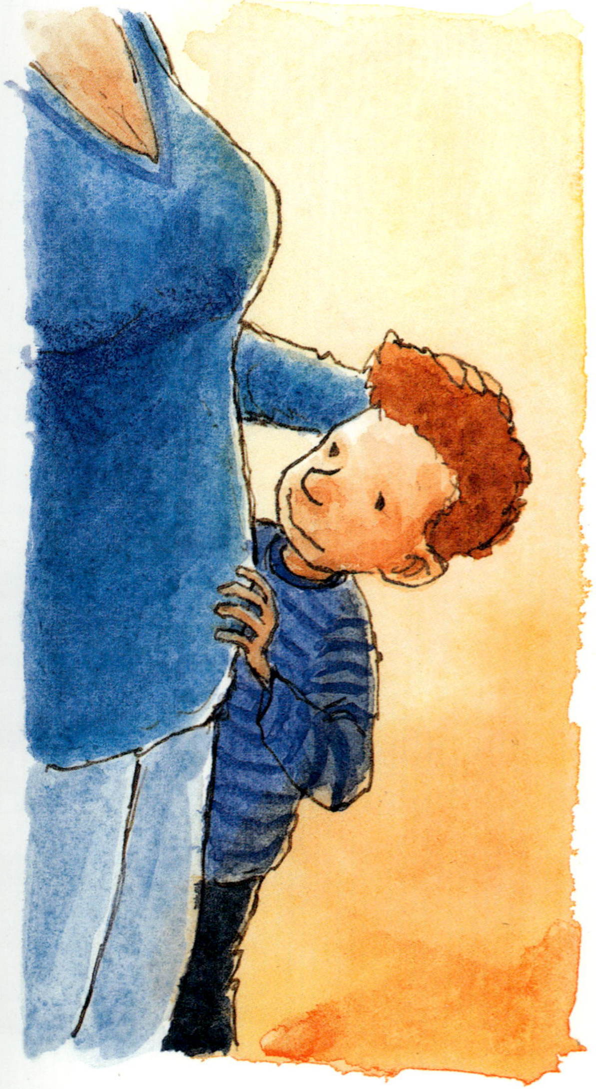

Nahrung vor der Geburt: Mutterkuchen

In den nächsten Wochen bekommt das Kind Hände und Finger, Füße und Zehen, Augen, Ohren, Nase und auch in seinem Körper tut sich einiges: Das Gehirn und die übrigen Organe wachsen. Nach 3 Monaten Schwangerschaft ist das Baby vom Kopf bis zu den Füßen 7–9 Zentimeter lang (ungefähr so groß wie ein Apfel) und 10–45 Gramm schwer (ungefähr so schwer wie zwei Pflaumen).

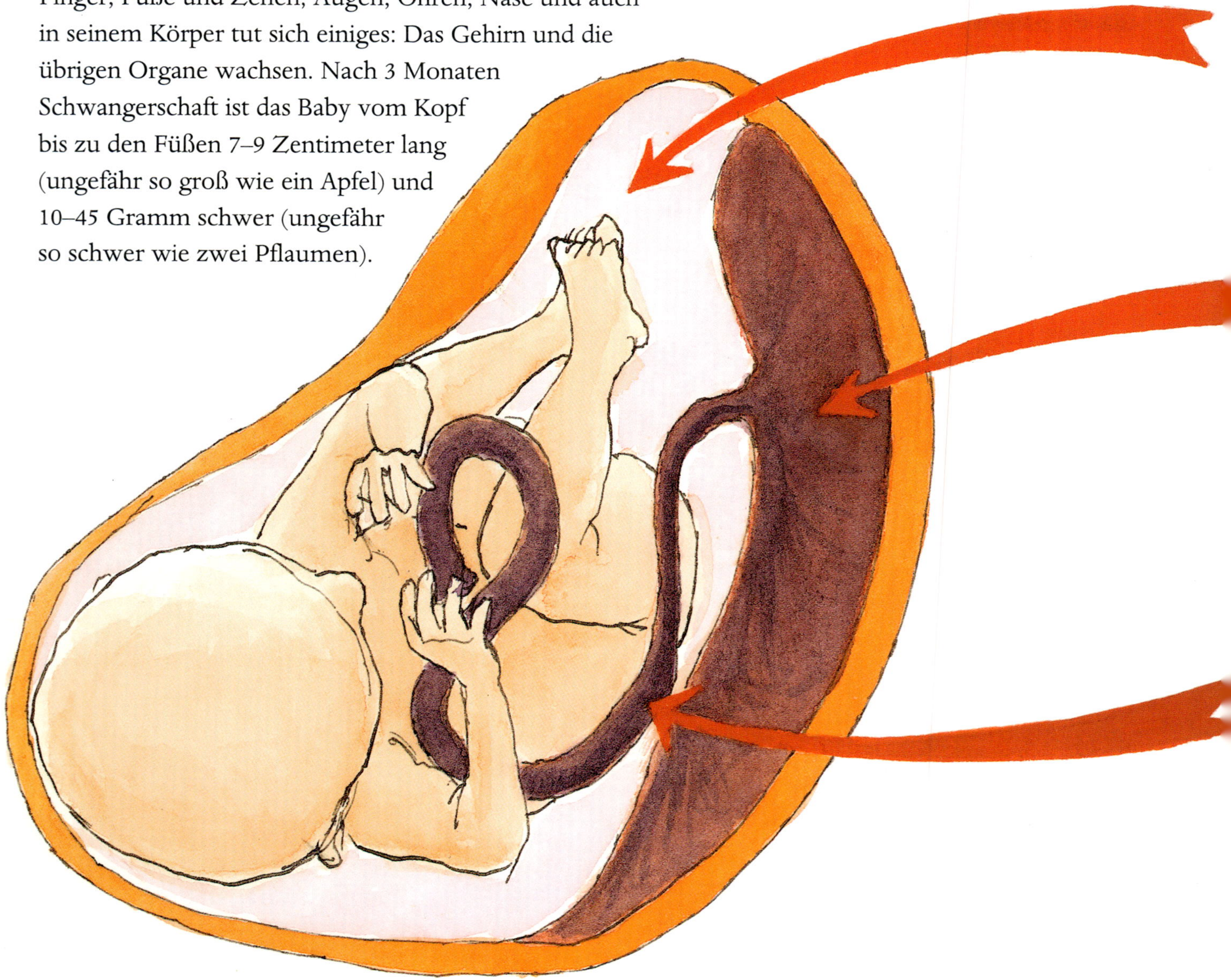

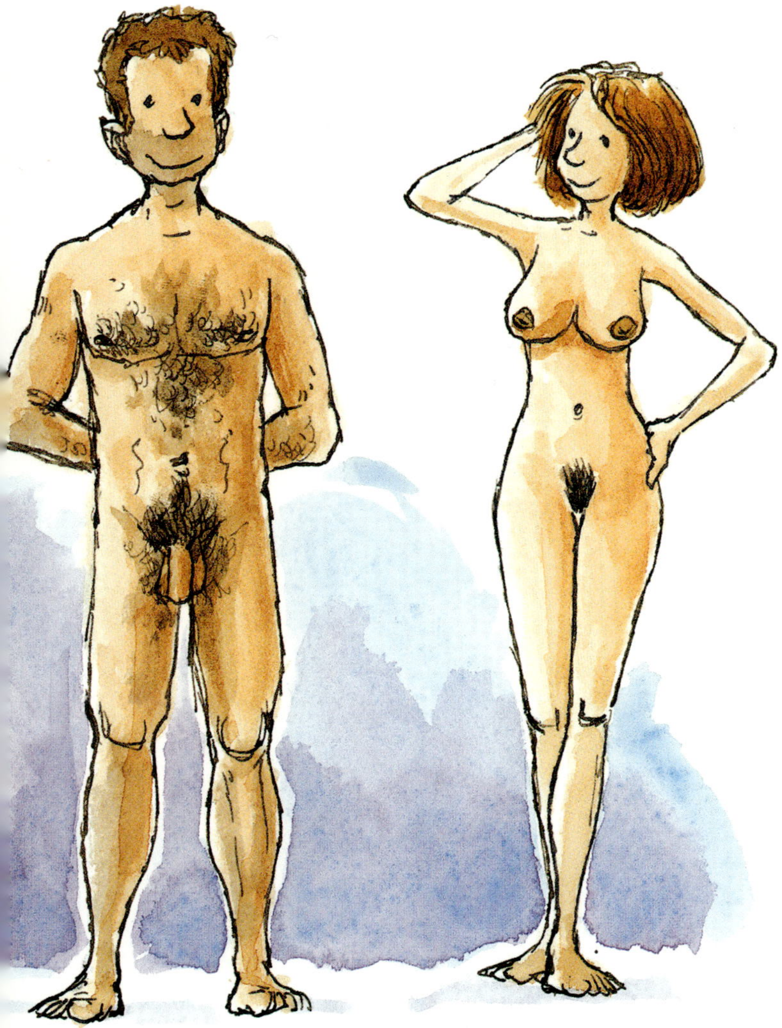

Bei Jungen wachsen Haare auf der Brust, an Armen und Beinen, unter den Achseln und Schamhaare rund um das Glied. Außerdem werden Glied und Hoden größer, und die Stimme wird tiefer.

… Bartwuchs.

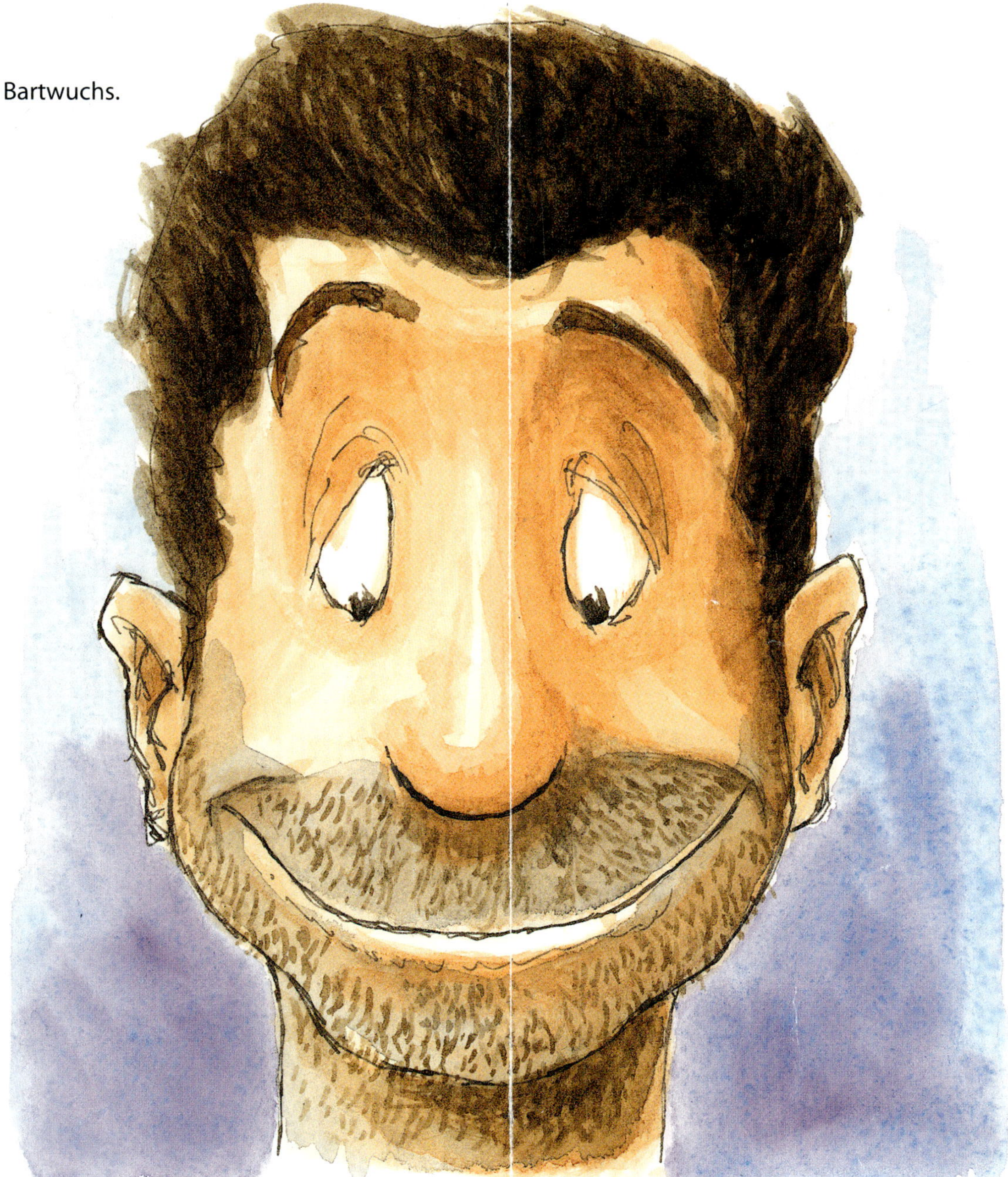

Es gibt noch einen Unterschied zwischen Jungen und Männern:

Jungen haben noch keinen ...

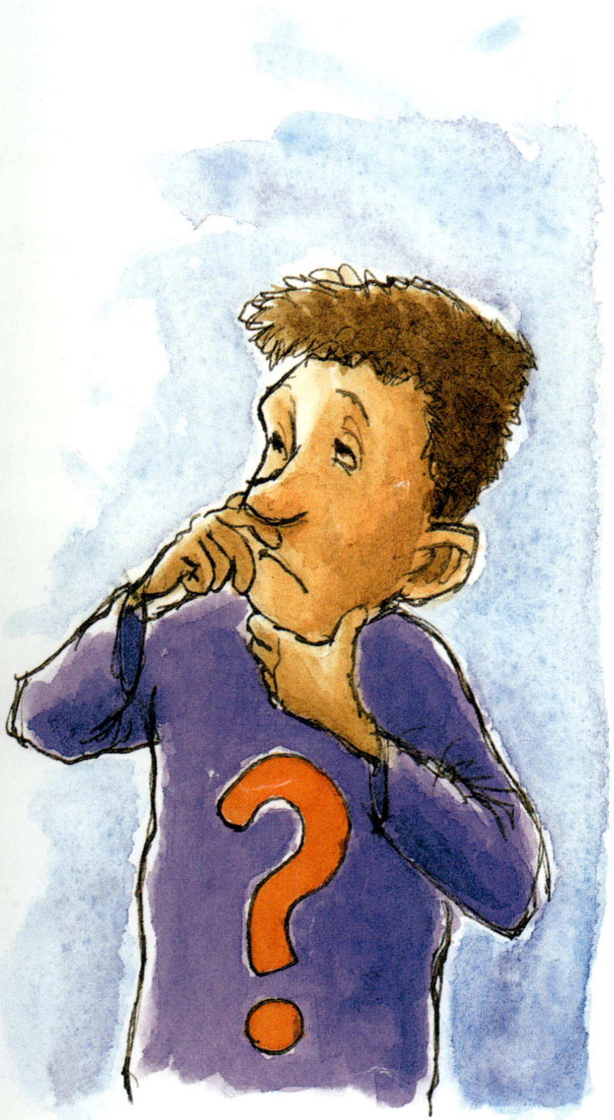

Ein Winzling unterwegs

»Wann kriegst du denn endlich das Baby, Mama?« Hanna wird ungeduldig.
»Das dauert noch lange!«, sagt ihre Mutter. »Die Geburt ist erst nach Weihnachten, im Frühjahr.«

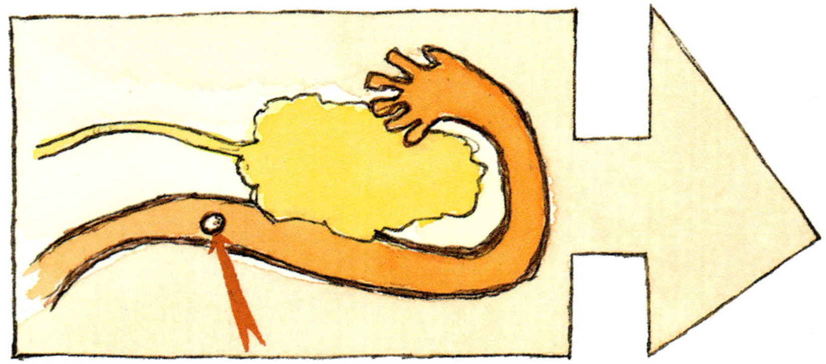

Eine Schwangerschaft dauert ungefähr neun bis zehn Monate. Schon im Eileiter beginnt die befruchtete Eizelle zu wachsen, indem sie sich teilt: Aus der einen Zelle werden zwei Zellen.

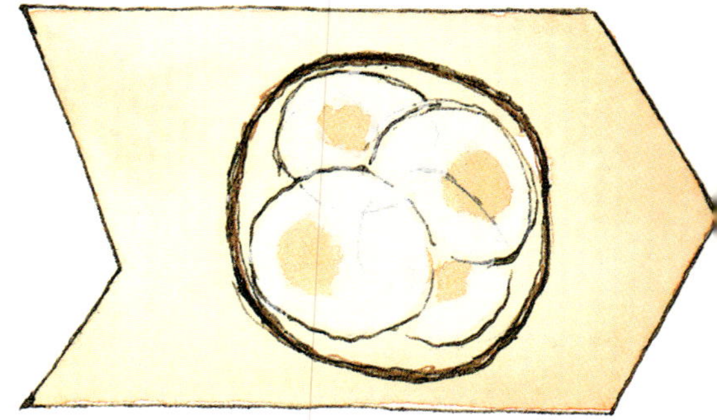

Diese beiden Zellen teilen sich wieder, sodass es schon vier sind.

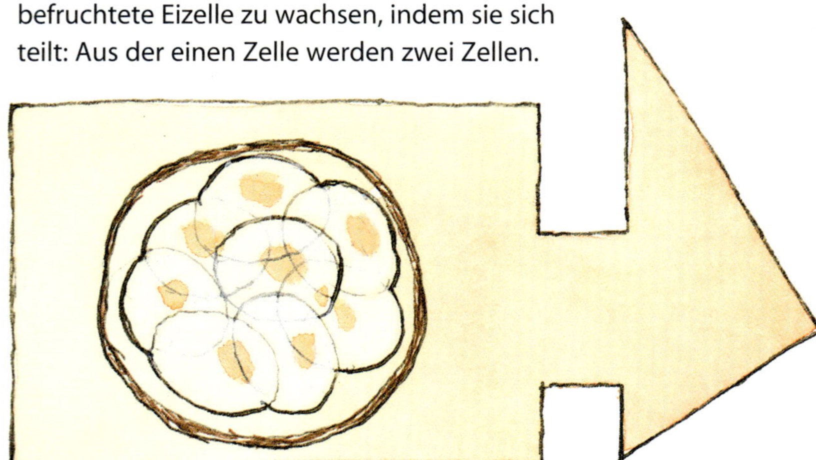

Die vier Zellen teilen sich auch wieder, sodass es acht Zellen werden und so weiter.

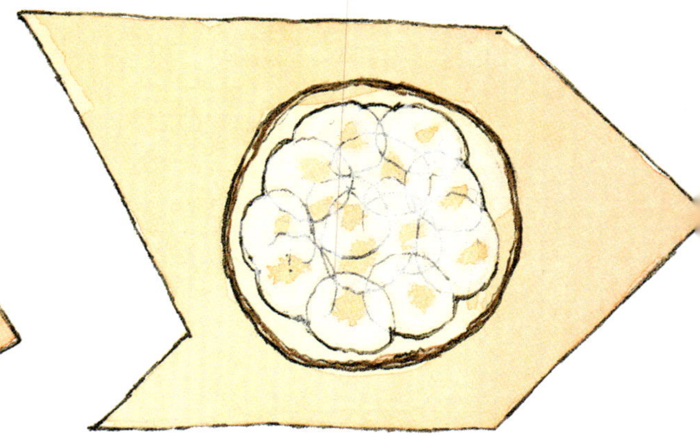

Drei Tage nach der Befruchtung ist der Zellhaufen schon 16 Zellen groß – aber immer noch so klein, dass man ihn mit dem bloßen Auge gerade sehen kann.

Männer haben ein Glied (manche Leute sagen auch Penis dazu). Durch das Glied können Männer auch pinkeln. Aber das Pinkeln hat nichts mit dem Kinderkriegen zu tun.

Hinter dem Glied hängt der Hodensack, in dem zwei Hoden liegen.

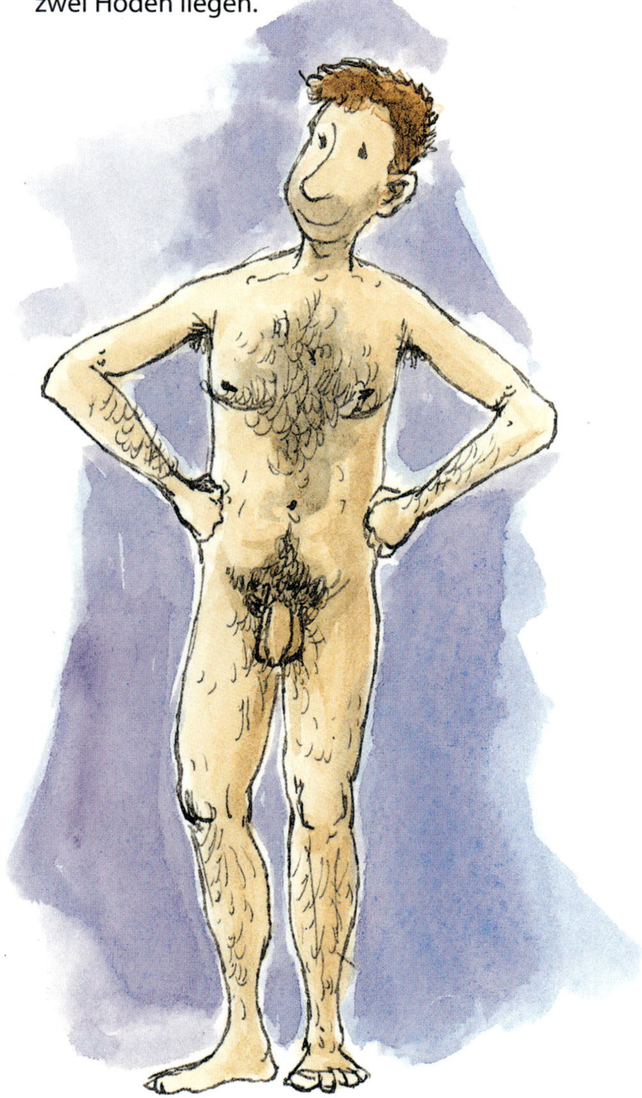

Ⓐ Im Hodensack liegen die beiden Hoden. Die Hoden produzieren die Samenzellen. Und die Samenzellen braucht man zum Kinderkriegen.

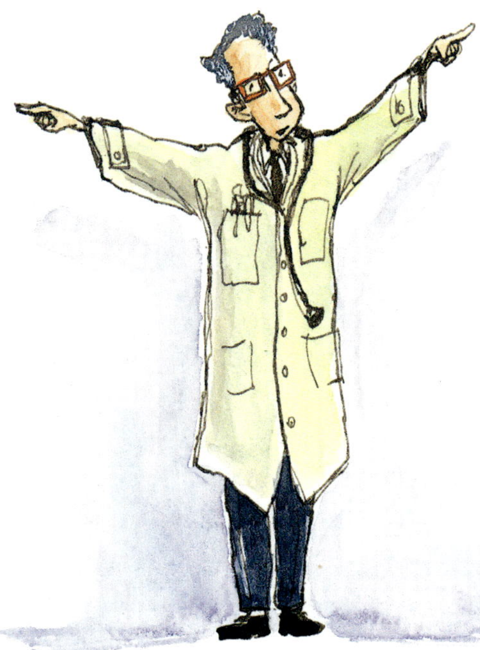

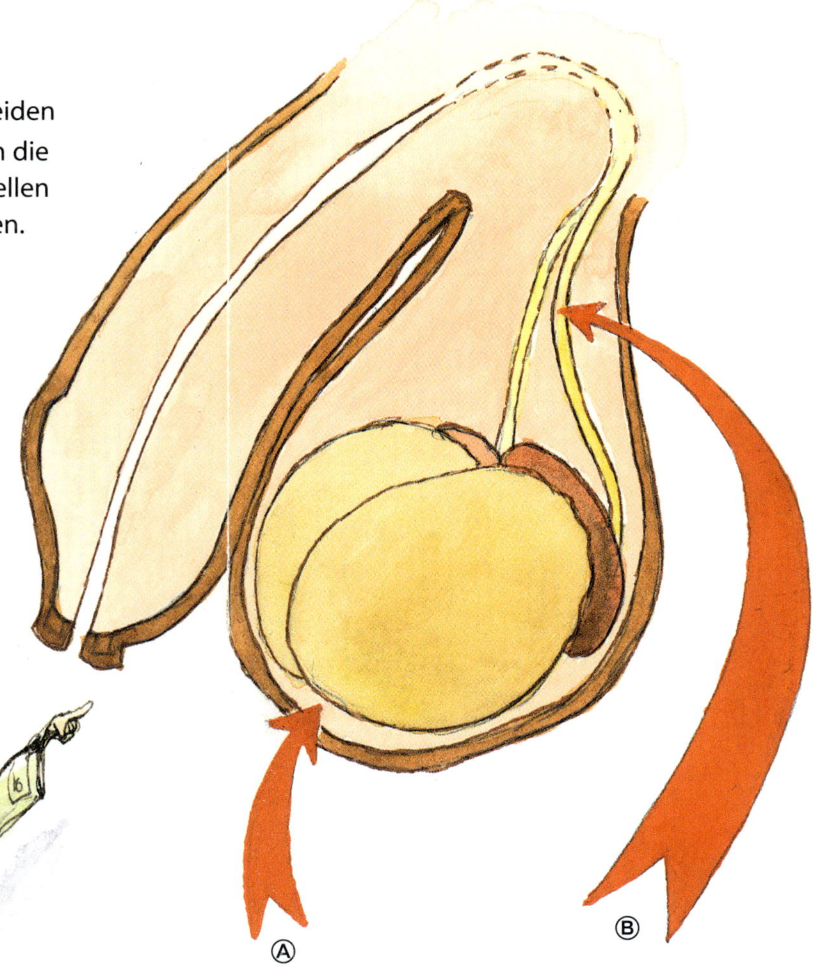

Ⓑ Durch eine Röhre, den so genannten Samenleiter, können die Samenzellen aus den Hoden ins Glied gepumpt werden.

Was haben Hoden und Glied mit dem Kinderkriegen zu tun? Schau unter die Klappe!

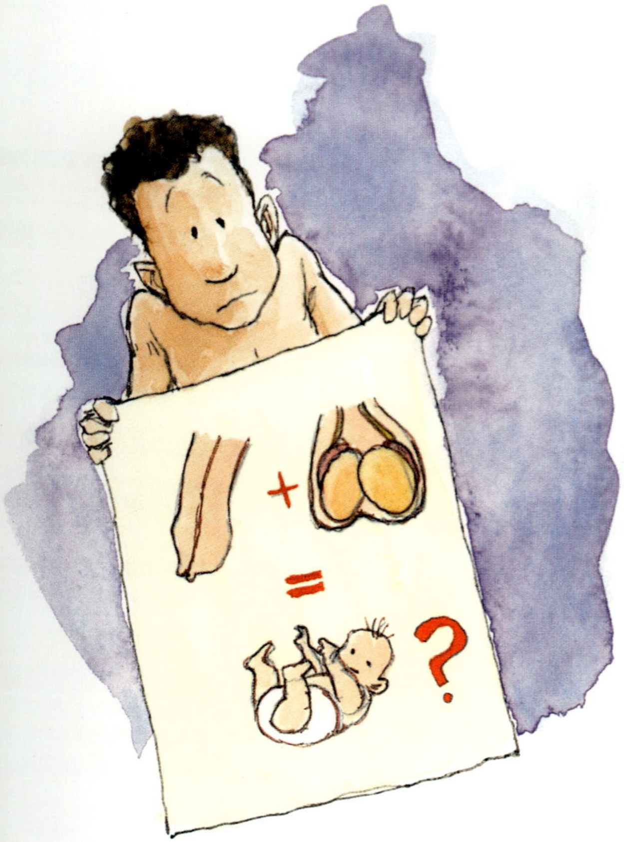

Frauen

Zum Kinderkriegen braucht man nicht nur die Samenzellen vom Mann, sondern auch eine Eizelle. Nur Frauen haben Eizellen. Und diese Eizellen sind ziemlich gut versteckt.

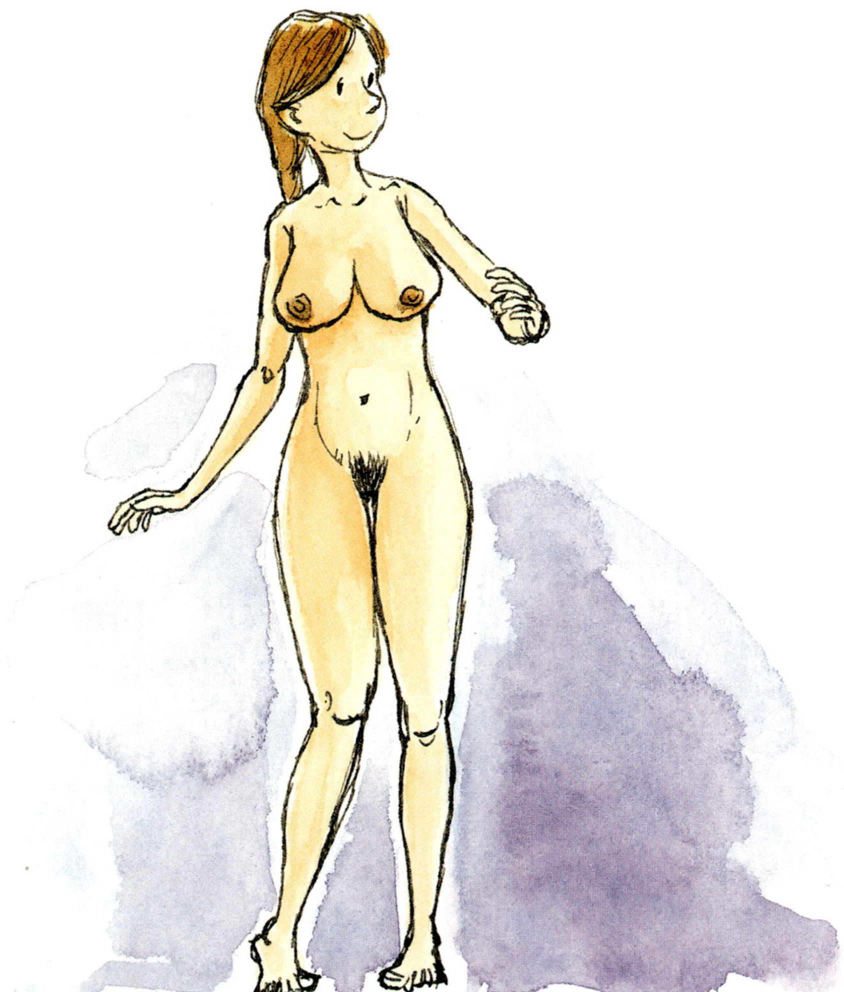

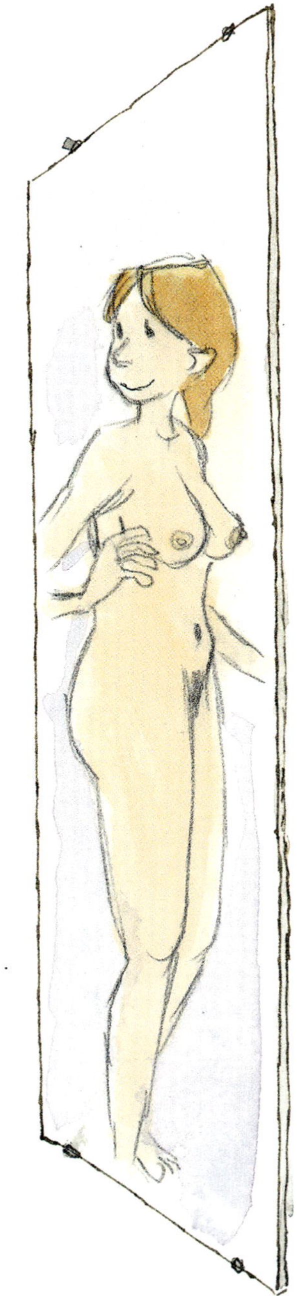

In der Samenflüssigkeit, die aus dem Glied kommt, sind ganz viele Samenzellen. Die Samenzellen schwimmen durch die Scheide in die Gebärmutter und weiter bis in den Eileiter, wo die Eizelle gerade ist. Aber nur eine, die schnellste Samenzelle, verschmilzt mit der reifen Eizelle. Dann ist die Eizelle befruchtet und das Wachsen kann losgehen. Die befruchtete Eizelle ist noch kein Baby, sondern nur ein winziger Klumpen aus Ei- und Samenzelle.

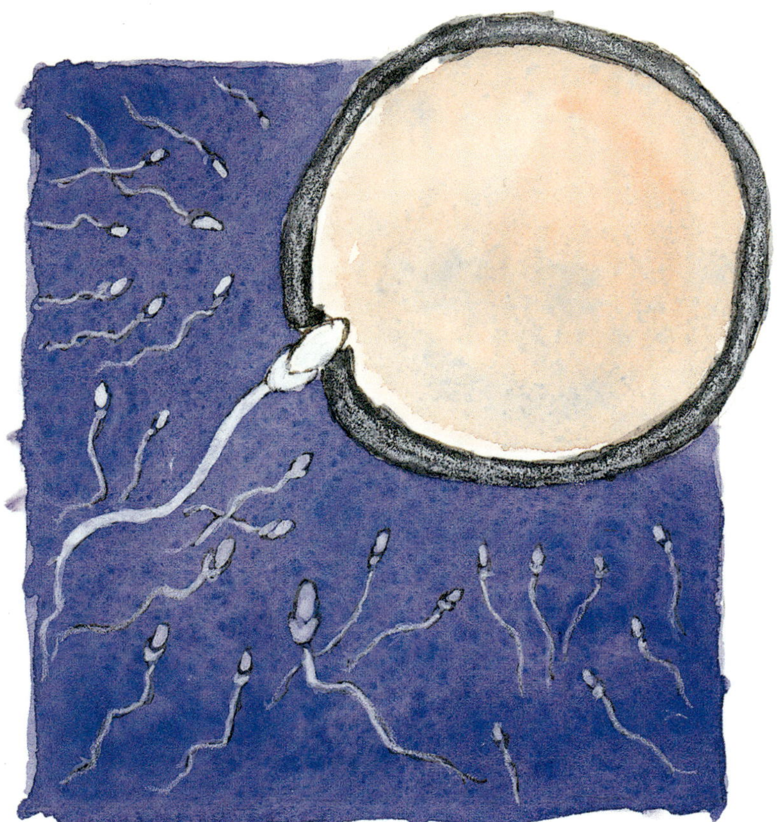

Alle Säugetiere (Mäuse, Katzen, Hunde, Meerschweinchen, Pferde, Rinder, Elefanten usw.) pflanzen sich mit Geschlechtsverkehr fort. Das Männchen steckt sein Glied in die Scheide des Weibchens und die Jungtiere wachsen im Bauch ihrer Mutter.

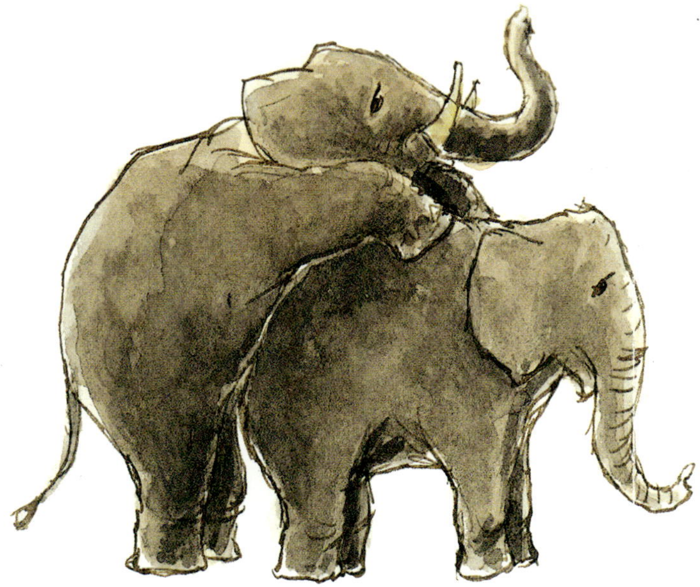

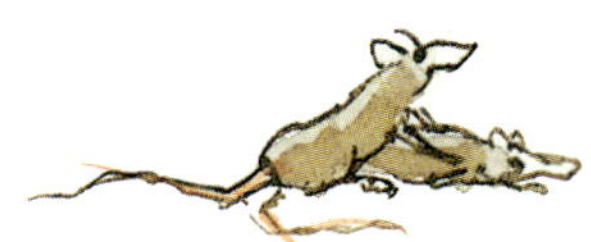

Bei vielen Fischen findet kein Geschlechtsverkehr statt: Die Fisch-Weibchen legen ihre Eier einfach auf den Meeresboden, die Männchen spritzen ihren Samen über die Eier – dann sind die Eier befruchtet. Und wenn sie nicht vorher gefressen werden, kommen da ein paar Wochen später schon die kleinen Fische raus.

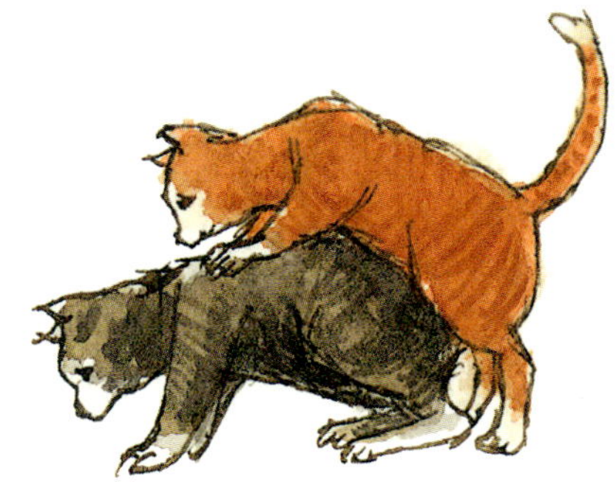

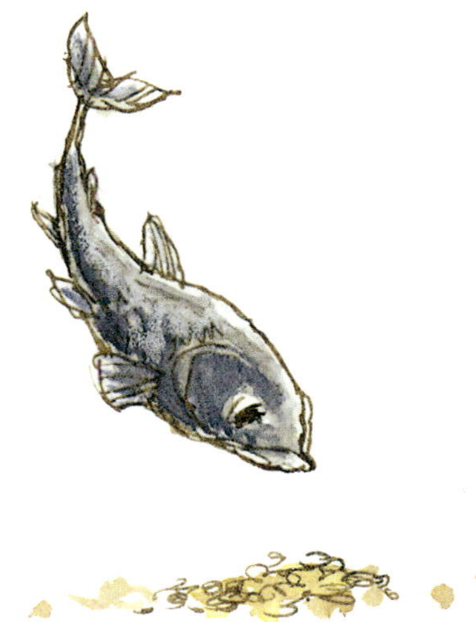

Statt »miteinander schlafen« kann man auch sagen: Die Eltern haben Geschlechtsverkehr. Nicht nur Menschen haben Geschlechtsverkehr um Babys zu bekommen. So pflanzen sich auch manche Tiere fort. Aber nicht alle:

Guck mal unter der Klappe nach!

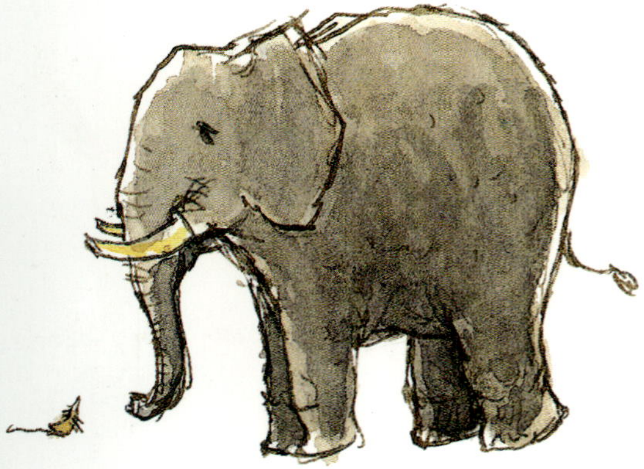

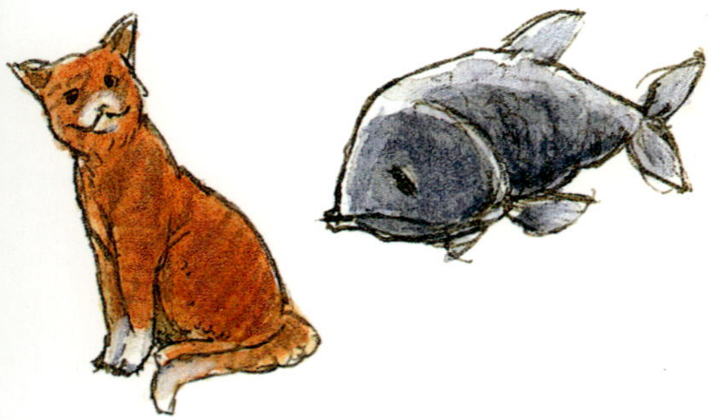

Können Kinder auch Kinder kriegen?

»Kinderkriegen ist ja ganz einfach«, sagt Hanna.
»Genau! Das können wir auch, oder?«, fragt Hannes.
»Nein, Kinder können keine Kinder kriegen«, sagt Mama. »Ihr habt zwar schon eine Scheide und ein Glied, aber die Eizellen in Hannas Eierstöcken werden jetzt noch nicht reif. Die Eier fangen erst zwischen deinem 11. und 14. Lebensjahr an zu reifen.«
»Und die Hoden von Hannes produzieren auch noch keine Samenzellen«, sagt ihr Vater. »Das geht erst mit 12 bis 15 Jahren los.«

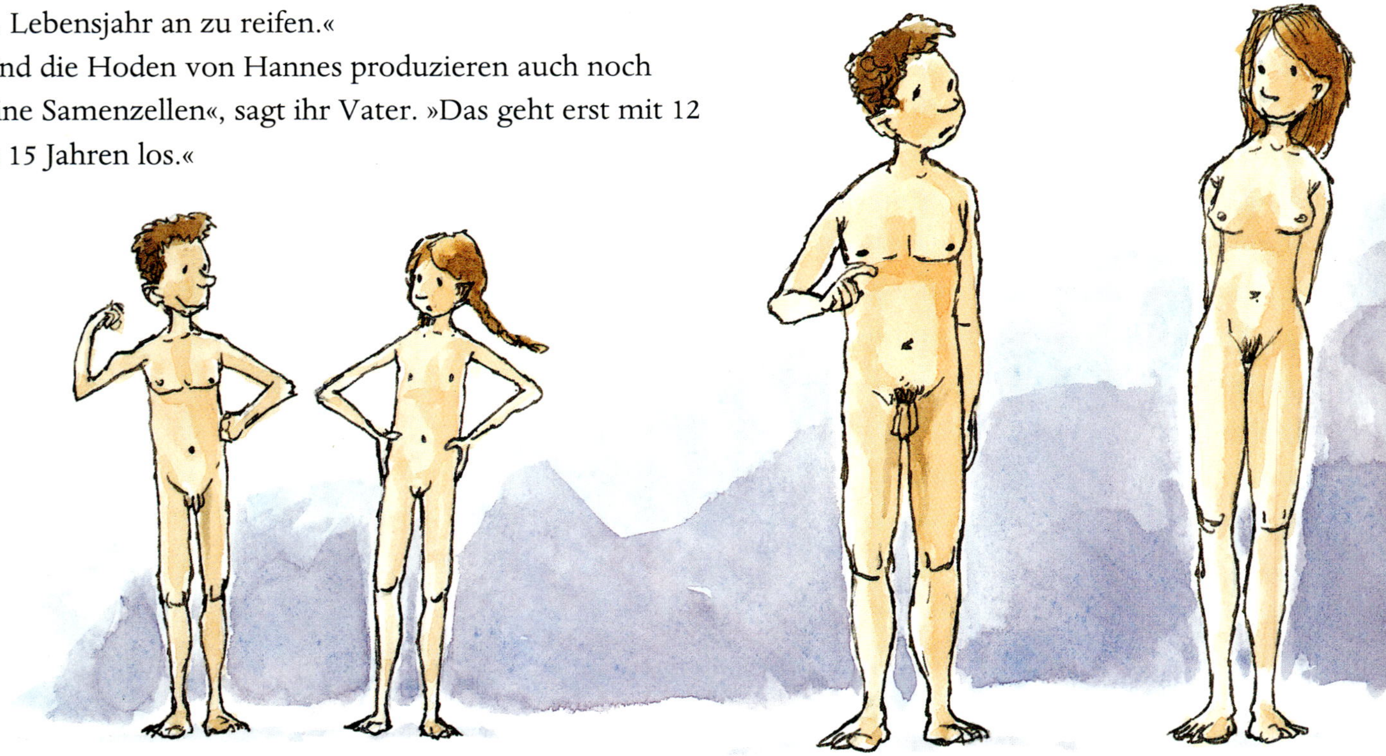

Auch sonst sehen Mädchen ein bisschen anders aus als Frauen, und Jungen ein bisschen anders als Männer. Das ändert sich, wenn die Kinder Jugendliche werden.

Bei Mädchen wachsen die Brüste, außerdem bekommen sie Haare an der Scheide, unter den Achseln und an den Beinen. Die Hüften werden runder und sind (meistens) etwas breiter als die Schultern.

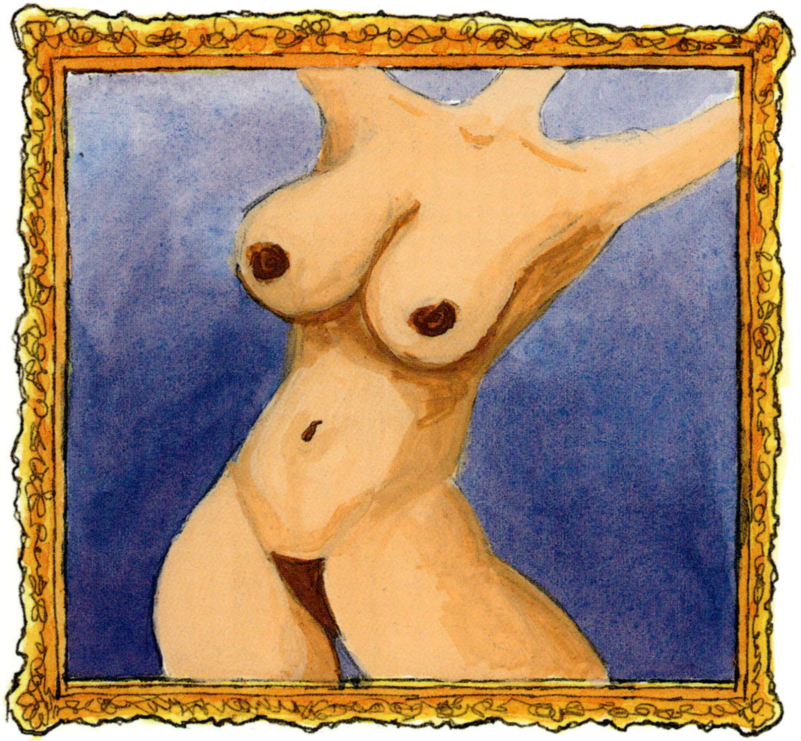

Frauen haben zwei Brüste.

Jede Frau hat eine so genannte Vulva, die bei einer Erwachsenen mit dichtem Schamhaar bewachsen ist. Zur Vulva gehören zwei Öffnungen: erstens die Scheide (oder Vagina). Die Scheide ist ganz wichtig zum Kinderkriegen. Die zweite Öffnung in der Vulva ist die Harnröhre. Durch die Harnröhre können Mädchen und Frauen pinkeln. Die Harnröhre hat aber nichts mit dem Kinderkriegen zu tun.

Die zwei Eileiter Ⓐ führen von links und rechts zur Gebärmutter Ⓓ.

Am Ende der Eileiter Ⓐ sind die Eierstöcke Ⓑ. In den Eierstöcken reift jeden Monat eine Eizelle heran. Eine reife Eizelle ist winzig klein: Sie ist nur ein fünftel Millimeter groß – so klein wie die Spitze einer Stecknadel.

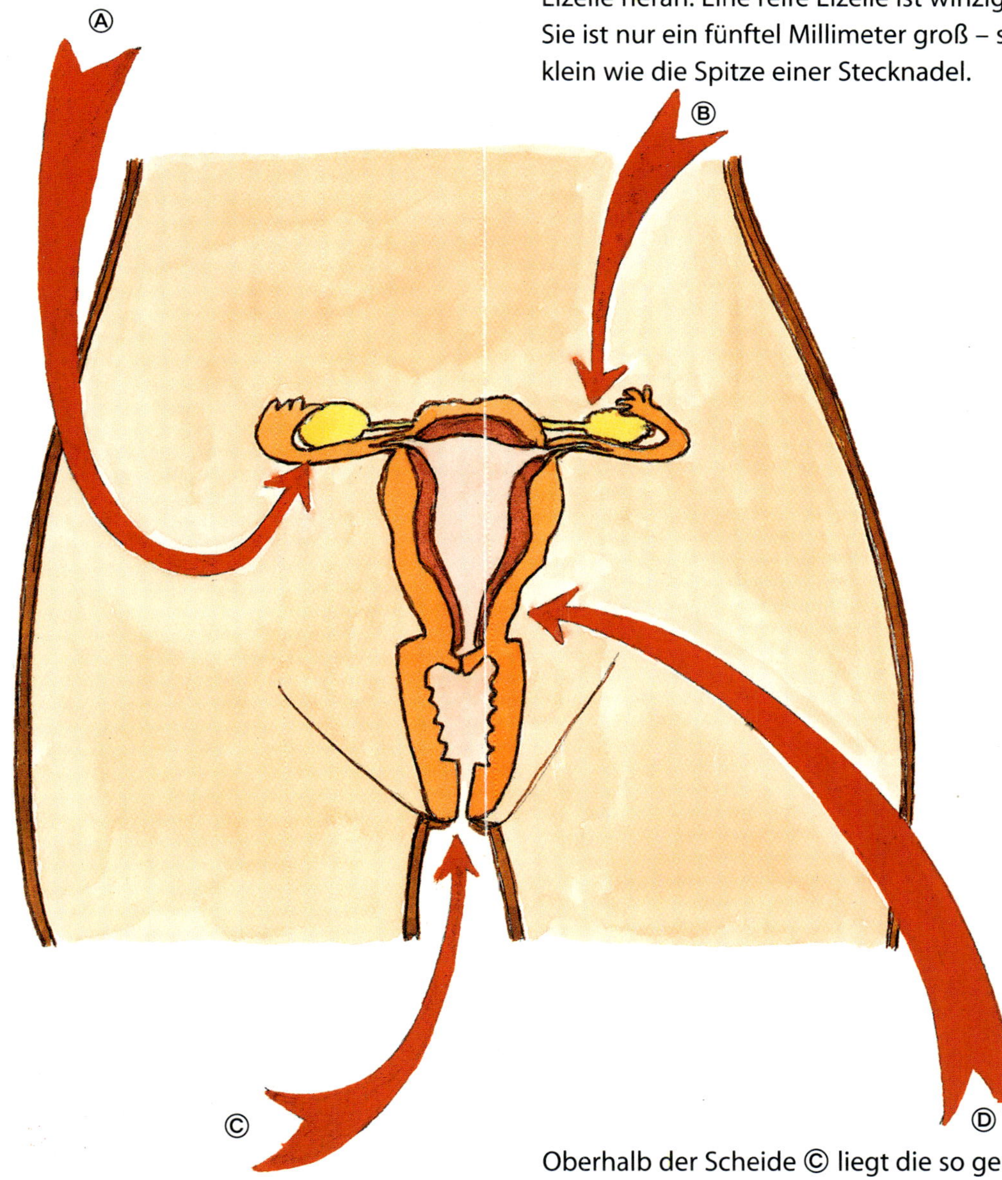

Die Scheide Ⓒ ist eine Art Röhre, die zur Gebärmutter Ⓓ führt.

Oberhalb der Scheide Ⓒ liegt die so genannte »Gebärmutter« Ⓓ. Wenn die Frau schwanger ist, wächst das Kind in der Gebärmutter.

Die wichtigsten Geschlechtsorgane einer Frau kann man von außen nicht sehen: Sie liegen unter der Bauchdecke.

Unter der Klappe kannst du sie sehen!

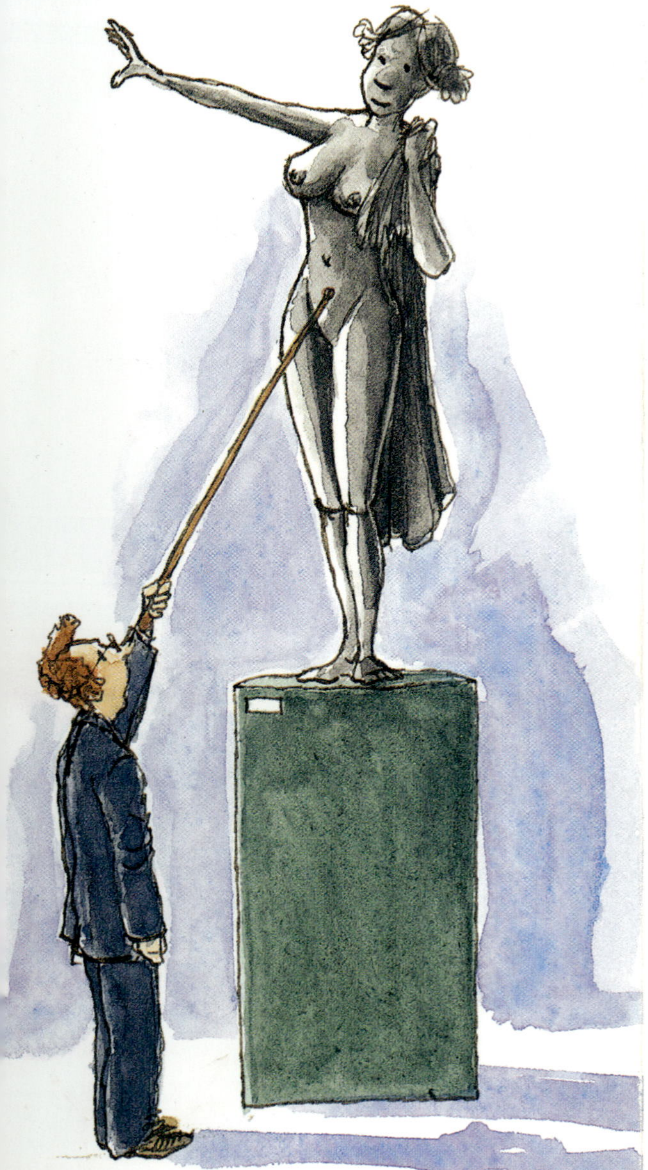

Wo kriegt die Eizelle die Samenzelle her?

Damit in der Gebärmutter ein Kind wachsen kann, müssen zwei winzige Zellen verschmelzen: Eine reife Eizelle von der Mutter und eine Samenzelle vom Vater. Aber wo kriegt die Eizelle die Samenzelle her?

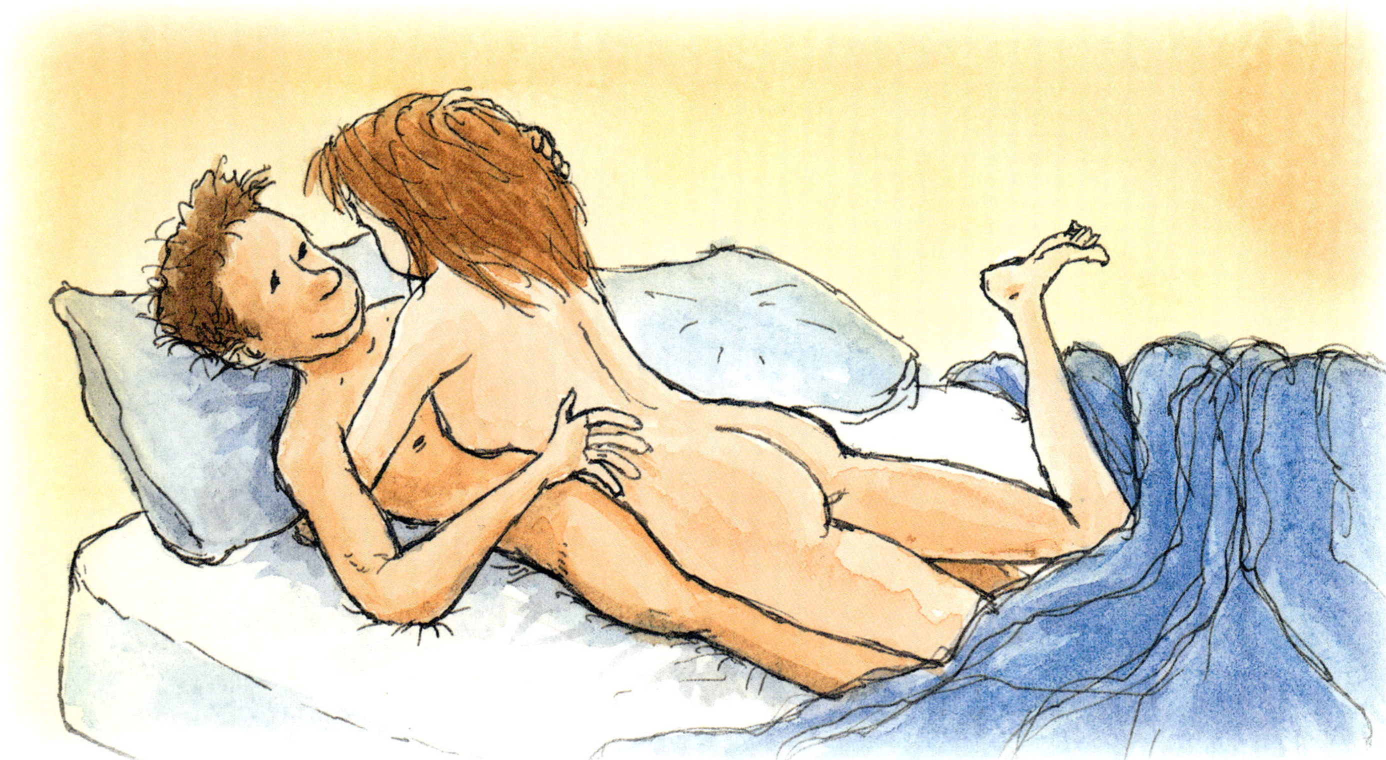

Die Samenzellen vom Vater kommen nur dann zur Eizelle der Mutter, wenn die Eltern »miteinander schlafen«. Das nennt man so, obwohl die beiden gar nicht schlafen: Wenn Eltern »miteinander schlafen«, dann wird das Glied des Mannes groß und hart.

Die Eltern kuscheln und schmusen und dabei steckt der Mann sein steifes Glied in die Scheide der Frau. Das ist für beide ein schönes Gefühl. Dabei fließt der Samen aus den Hoden des Mannes durch das Glied in die Scheide der Frau.

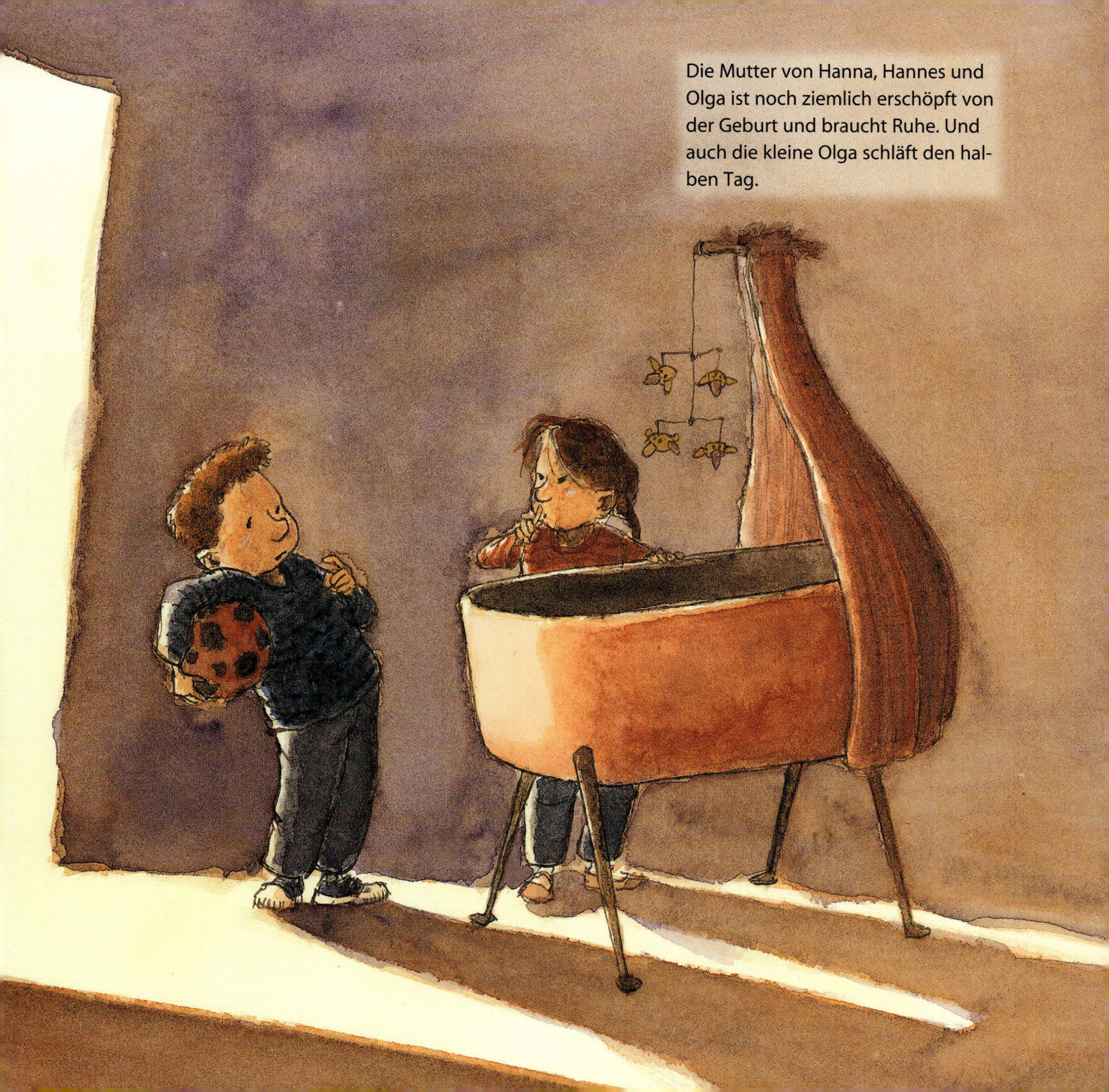

Die Mutter von Hanna, Hannes und Olga ist noch ziemlich erschöpft von der Geburt und braucht Ruhe. Und auch die kleine Olga schläft den halben Tag.

Quengeln und Schreien

Seit Olga zu Hause ist, ist alles anders: Das Baby will dauernd an der Brust der Mutter trinken oder es braucht eine frische Windel. Außerdem hat Olga den Unterschied zwischen Tag und Nacht noch nicht gelernt: Die Eltern müssen sich auch dreimal pro Nacht um die Kleine kümmern. Und dementsprechend müde und genervt sind sie morgens.

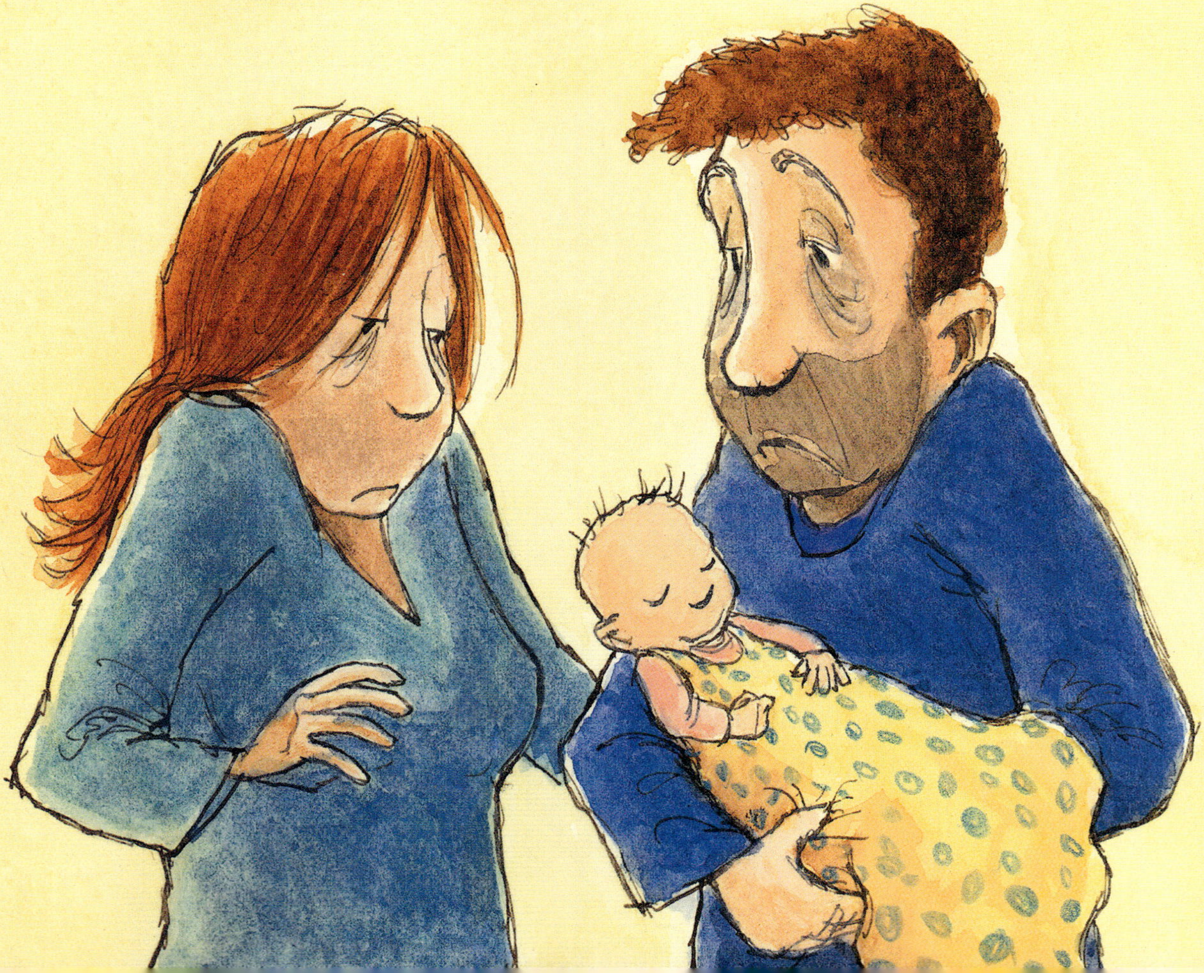

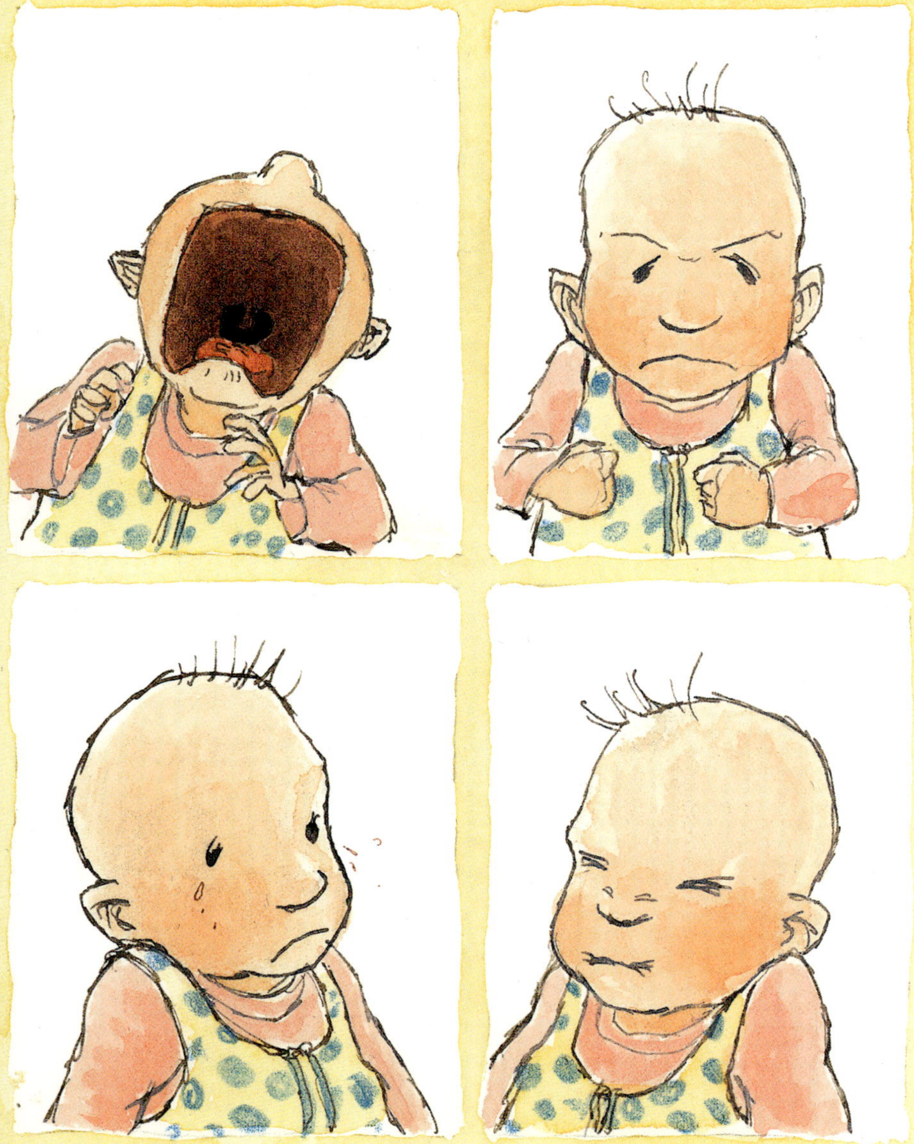

»Waren wir als Babys etwa auch solche Schreihälse?«, fragt Hannes.
Ihre Mutter lächelt müde. »Ihr seid viel anstrengender gewesen: Kaum war Hanna eingeschlafen, hatte Hannes plötzlich Hunger und hat geschrien und Hanna wieder geweckt. Dann habt ihr beide gleichzeitig geschrien.«
»Aber Olga kann fast gar nichts«, sagt Hanna. »Sie kann nicht lachen, nicht laufen, nicht kauen, nicht sprechen und nicht Fußball spielen.«
»Eigentlich kann sie nur schreien«, sagt Hannes.
»Ihr müsst genauer hinhören«, sagt Papa. »Olga kann schon meckern, quäken, quengeln, jammern, wimmern, brabbeln und gestern Nacht hat sie sogar gejault. Und den Rest lernt sie bestimmt auch bald.«

Quatsch und Quark mit Sauce

Hanna und Hannes wissen, woher die Babys kommen. Ihnen kann keiner mehr irgendwelchen Quatsch erzählen.

Babys kommen nicht aus dem Bauchnabel ihrer Mutter gekrochen. Der Bauchnabel der Mutter hat mit der Geburt des Babys nichts zu tun. Er ist nur noch der Rest von ihrer eigenen Geburt, als die Mutter selbst von der Großmutter geboren wurde.

Babys bohren sich kein Loch in den Bauch der Mutter, sondern kommen durch die Scheide zur Welt.

Störche bringen keine Babys. Das ist totaler Quatsch.

Frauen werden nicht vom Küssen oder Schmusen schwanger oder davon, dass sie einen Mann besonders lieb haben. Schwanger werden kann eine Frau nur dann, wenn die Samenzellen des Mannes in ihre Scheide kommen.

Babys werden nicht in der Fabrik zusammengebaut.

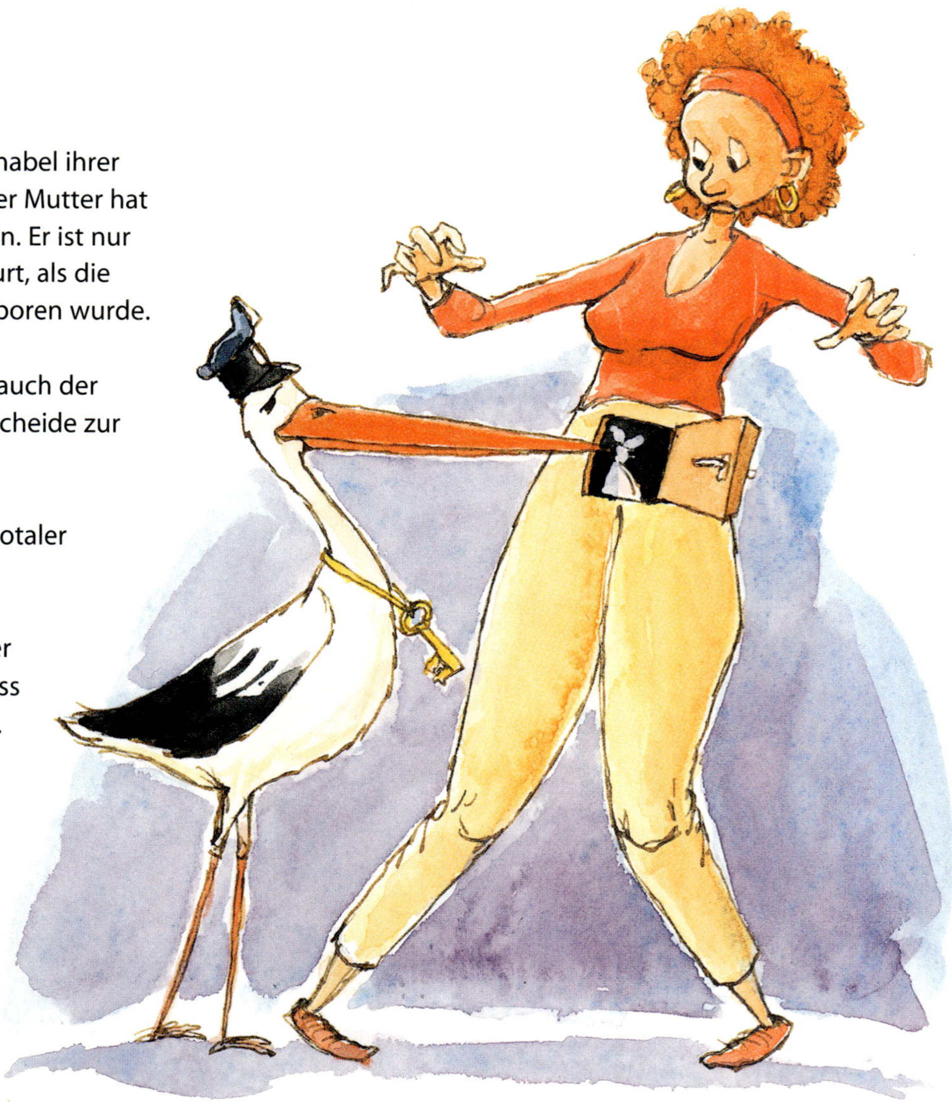

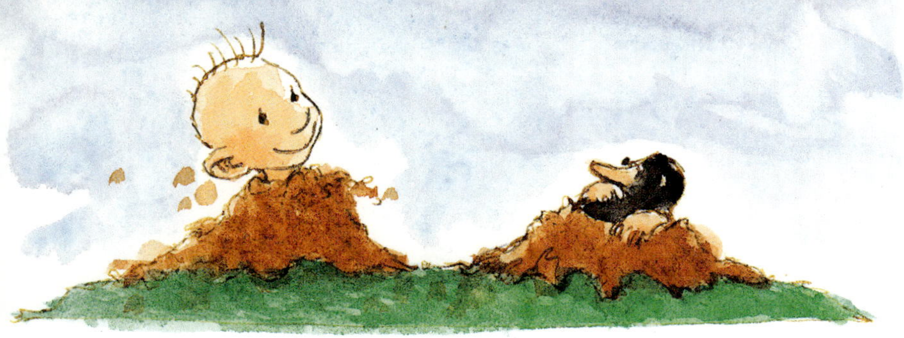

Babys werden nicht aus der Erde ausgebuddelt, abgewaschen, geföhnt und poliert.

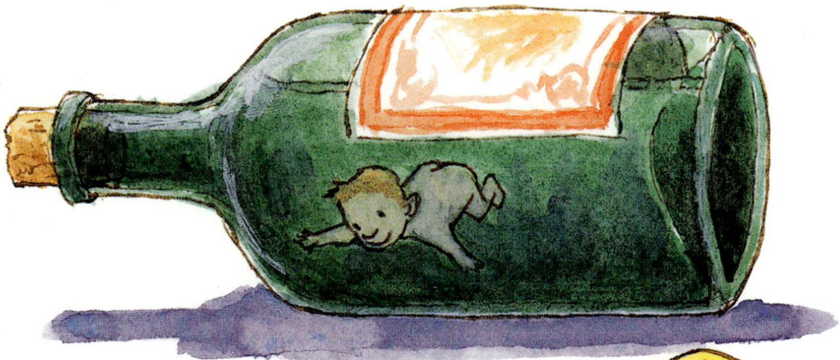

Babys werden nicht als Schmetterling gefangen und dann in einem Einmachglas gelagert, das die Mutter austrinken muss …

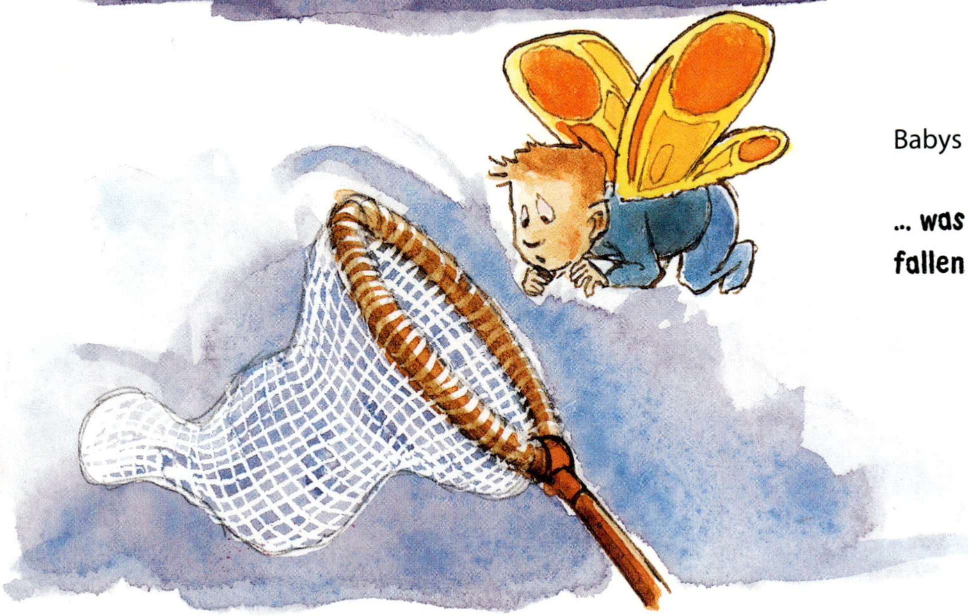

Babys werden nicht …

… was für Quatsch-Geschichten fallen dir selber ein?